小長谷正明
Masaki Konagaya

医学探偵の歴史事件簿 ファイル2

岩波新書
1529

まえがき

一九三〇年代初めのある冬、名探偵エルキュール・ポワロはイスタンブールからオリエント急行でロンドンに向かって出発した。バルカン半島の山中、雪に閉ざされた列車内で起こった殺人事件を、彼は「灰色の脳細胞」を働かせてみごとに解決した。

ポワロの生みの親、アガサ・クリスティにはオリエントを舞台にした推理小説がよくあるが、しばしば薬物や病気がプロットに潜んでいる。毒殺はもちろん、注射液のアンプルのわずかなスペルの違い、胎内感染した風疹の後遺症、クローン人間などなどだ。その巧みさは現実の医師をうならせたほどである。というのも、第一次世界大戦中、アガサは良家の子女が志願した篤志看護婦として病院の薬局に勤め、薬物や医学方面の知識を身につけていたのだ。彼女のデビュー作にしてポワロ・シリーズ第一作から、その知識はいかんなく発揮されている。「灰色の脳細胞」はポワロの口癖である。

探偵だけでなく、医者も推理する職業だ。現代的な診断技術がほとんどない時代には、目の前のわずかな症状から、医者はさまざまに灰色の脳細胞を働かせて病気を診断していた。筆者が医学生だったころ、教授たちの微細な症状に対する観察眼と華麗な診察手技に感嘆したものだ。CTの時代になって、これからは若いドクターの診察技術が落ちていくと嘆く先輩もいた。「医術はアート」は、かつてのフランス医学の大家の言葉にある。文献や言い伝え、遺物などを証拠として、現代の医学的知識によってアートフルに書いたのが前著『医学探偵の歴史事件簿』であり、この本はその続編である。

まずは、筆者の専門とする神経内科の仮想外来を開いてみた。神経内科とは、おおまかには、脳や神経がダメージを受けることによって生じるさまざまの症状を扱う。最初の患者は福音書に出てくる人で、まひして動けなかったのがイエス様の奇蹟によって治ったという。奇蹟についての医学的な推理を、キリスト教原理主義者は何と言うか知らないが、異教徒の筆者が火刑に処せられることはないだろう。次に、古代中国の笑わぬ美女の謎、そして大化改新の中臣鎌足の最期を推理してみた。また、スペインの大画家ゴヤの版画の戦争シーンに描かれている神経まひの女性の謎解きも試みた。現代に至り、パーキンソン病と闘った女性写真家バーク＝ホワイト、ALSを発症した湾岸戦争のヒーローと続く。

第Ⅱ部は、歴史の流れを変えた病気のファイル群だ。チャーチルの病気は主治医をはらはらさせたものの結果的に世界の大事には至らなかったが、東独のホーネッカーやソ連指導者たちの場合は国家が崩壊してしまった。また、戦争中に南京にあった親日政権の主席が名古屋で送った政治的にも絶望的な闘病生活の有様を蘇らせてみた。フランスの〝太陽王〟ルイ一四世とイングランドの〝血まみれの〟メアリー一世は歴史上おなじみの人々で、その病気は研究者の関心を引き続けている。愛する王子の国と自分の国との合体を求めて、想像妊娠したと笑いものにされてきた女王を、医学の立場から復権させてみよう。

第Ⅲ部と第Ⅳ部では、人々に時折襲ってくる感染症や化学物質が歴史に刻みつけた爪痕を検証した。飛鳥時代、仏教とともに日本にやって来たのは天然痘などの感染症であり、引き続いて起こった社会不安が内乱へとつながっていった。一四世紀には、京都に百万遍の言い伝えを残した謎の疫病が起こり、大陸ではモンゴル帝国の制覇とともにペストが大流行した。一三四七年に東の黒海から逃れてきたガレー船がコンスタンチノープル（今のイスタンブール）にペストをもたらし、これがヨーロッパ中にたびたび大流行した。ペストはエジプトに遠征したナポレオン軍をも苦しめたが、二〇世紀にはこれら伝統的な感染症が大流行することはあまりなくなった。ポワロは一九二〇年ごろにインフルエンザに罹っており、これは世界で数千万人が犠牲になったスペイン風邪だったかもしれない。二〇世紀後半、新しく現れたのがエイズや狂牛病である。SF作家アシモフは輸血からエイズに感染してしまった。

毒は古代から知らず識らずのうちに人々の健康や生命を脅かし、また闇の力として宮廷をも動かすと言われた。奈良の大仏と『不思議の国のアリス』の背後には水銀による環境汚染がある。美貌崩壊の奇怪な言い伝えがある太陽王の寵姫は、本当に毒の犠牲となったのか？　激動の中国でアヘンに耽溺していく美貌の妃の生涯は哀れというほかない。

一九六〇年代の日本に多発したスモンの悲劇には、キノホルムという薬を使い損ねた人間社会の影が差しており、それはいまだに消えていない。このほか現代の事件については、同時代を生きた医師として、自分の見聞や調査も加えている。

第V部で登場するのは皆さんご存じの面々で、国語の教科書にも出てくる小説家・芥川龍之介、進化論のチャールズ・ダーウィン、英国王エドワード七世（ヴィクトリア女王の次の王様）、暗黒街の帝王アル・カポネ、ハリウッドのシンボルであったスティーブ・マックィーンである。それぞれ新たな一面を発見していただけるのではないだろうか。

前著でも心がけたことだが、このような本を書く上で大事なことは、勝手な憶測で書き飛ばしたり、根拠なく言われている巷説に従うのではなく、事実ときちんとした文献や叙述に基づくことだ。ポワロほど優秀ではないにしろ、筆者も灰色の脳細胞を可能な限り使って、それらを土台に科学的推理を試みた。ともあれ、気軽に手にしてお読みいただければ幸いである。

目次

第Ⅰ部　歴史神経内科外来

1　起きて歩め——イエスの奇蹟

アメリカ留学中に気分転換でめくっていた本の中に、六〇〇ページ、二キログラムもある医学史の図録があった。古代から近代までの数多くの図版に混じって、子どもが描いたような稚拙な絵が載っていた。テルテル坊主に手足をつけたような人物が三人描かれており、一人はゆったりとした着物を着て手を差し伸べている。別の一人はベッドに横たわり、いま一人はベッドを担いでいる。説明を読むと、三世紀のシリアにあったキリスト教徒集会所のフレスコ画で、イエス・キリストによる奇蹟の最古の絵であるという。

ルカによる福音書

新約聖書の福音書作家のうちルカは医者で、イエスによる数多くの治療譚を書き留めている。イエスは熱病を叱りつけて治し、水腫患者や長血(不正性器出血)の女、悪霊に憑かれ泡を吹いて痙攣する子を癒し、体が曲った女を治している。あるときイエスはこう言った。

「行って、あなたたちの見たことと聞いたこととを告げよ。盲人は見え、足萎(なえ)は歩み、らい

病人はきよめられ、かつ聾者は聞き、死人は起こされ、貧しい者は福音を告げ知らされる。」（ルカによる福音書第七章）

今日的にいえば、イエスは内科のみならず、精神科、婦人科、整形外科、眼科、皮膚科、耳鼻咽喉科、それに蘇生術に長けた救急医であった。

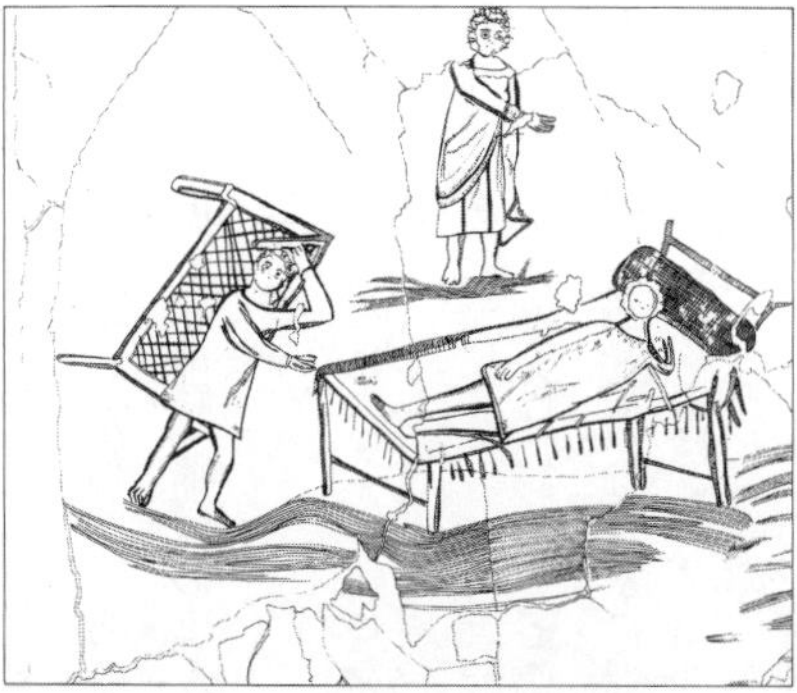

キリストがまひ患者を治す

シリア，ドゥラ・エウロポスのキリスト教教会のフレスコ画．3 世紀．（A. Lyons ら，Medicine; An Illustrated History より）

そして、筆者と同じ神経内科医でもあったかもしれない。

ガリラヤの村で教えを広げているイエスのところに、パリサイ人（古代ユダヤ教原理主義者）や律法学者たちが、中風を患っている者を寝台に乗せて運んで来た。イエスがいる家の前には群衆が多く集まっていて、その寝台をイエスのいる屋内に担ぎ込めなかったので、屋根をはいで、そこから寝台ごと患者をイエスのまん前に吊り下ろした。そこで、イエスは言った。

「人よ、あなたの罪は、あなたにはもう許されている。」

病気はなにがしかの罰、あるいは祟りと思われていた時代なので、イエスの言葉を聞いて、パリサイ人たちは「神様のような口を利く」と怒った。イエスは反論し、その中風を患っている者に言った。

「私はあなたに言う。起きなさい、そしてあなたはその小さな寝台を担いで家に戻りなさい。」

するとその患者は、たちどころに彼らの面前で立ち上がり、自分が寝ていた寝台を担いで、神を賛美しながら自分の家に帰っていった。そこで皆の者は正気を失うほどの驚きに襲われ、神を賛美した。

医学史の本に出ていた、古代シリアの漫画のような壁画は、立って手を差し伸べているテル坊主がイエス、ベッドの上の人物は中風の患者で、イエスの言葉によって起き、「寝台を担いで家に戻る」ところだったのだ。

まひからの回復　日本語の聖書では「中風」になっているので、脳出血か脳梗塞などのいわゆる脳卒中後遺症と考えやすいが、そうではないようだ。古代ギリシア語で書かれたオリジナルの福音書の記述はわからないが、英語の聖書ではparalyzed manあるいはparalyticで、単にまひ患者というだけだ。

筆者も、まったく動けなかったまひ患者を、ベッドは担がないまでもストレッチャーを押すぐらいまでに回復させたことがある。医者になったばかりのころ、中風だという五〇歳代の男性が家族に連れられて来た。ほとんど寝たきりで、手足の関節も拘縮して固く、あきらめきったような凍りついた表情をしていた。ゆっくりとした動作で、何とか起き上がろうとしたが、思うようにいかない。後ろから見ていた先輩ドクターが呟いた。

「一見脳卒中だが、違う。関節の固さはパーキンソン病の固縮。おまけに典型的な仮面様顔貌だ。Ｌ-ドパを処方しよう。」

Ｌ-ドパは脳の中に入って、パーキンソン病患者に不足している神経伝達物質ドパミンに変わる特効薬で、数年前から一般に使われ始めたばかりだった。ゆっくりと静脈注射をすると、患者がベッドから起き上がり、手をひかれながらヨチヨチと歩いた。現代医学は神様のようなことをすると思った。

Ｌ-ドパは自然界にもあり、古代インドではカンパヴァタ(震え病)という病気の治療に、Ｌ-

ドパを含有しているトビカズラ（アトマグプタ）という熱帯産の豆を食べさせたそうだ。パーキンソン病は震える病気である。また、近代薬学でL-ドパが最初に抽出されたのはソラマメからだった。そういえば、子どものころにソラマメを食べ過ぎて悪い夢を見て吐いたことがある。L-ドパの副作用は幻覚と吐き気だ。一方、カビが寄生した麦の穂、麦角（ばっかく）は中毒を起こすが、ドパミンの働きを強めるので、その成分は臨床応用されている。ほかにも、脳内でアセチルコリンの働きを抑えるベラドンナやチョウセンアサガオも、パーキンソン病に効く。

ひょっとしたら福音書の中風患者はパーキンソン病で、イエスがソラマメか麦角などを飲ませたのかもしれない。

神経の命令伝達

大学病院の若手医局員のころ、眼が動かず、手足の力が入らない若い女性患者を受け持った。神経から筋肉への命令が伝わらない病気、重症筋無力症だ。神経からの命令はアセチルコリンという物質が伝えているのだが、この働きが悪いので、すぐに疲れてしまう。そこで、アセチルコリンの分解を妨げる、すなわちアセチルコリンの働きを強めるワゴスチグミンを静脈注射した。瞼が垂れ下がっていた目はすぐにパッチリと開き、弱々しかった手足は生き生きと動き、えもいわれぬ表情で口を開いた。

「注射されるとすぐに、さーっと目の前が開けてすっきりしました。急に力が湧いて、ポパイになった気分でした。神様を信じろといわれたら、信じますよ。」

宗教的体験といえるほどのものだったようだ。だが、注射の効果は一過性で数十分しか続かないので、治療は経口薬や別の手段だ。

このアセチルコリン分解の抑制作用を長くすると、神経からの命令伝達が異常に強化され、筋肉を強く痙攣させる。これが殺虫剤で、さらにさらに強力にしたのが毒ガスのサリンだ。

西アフリカ産のカラバル豆に含まれているエゼリンはアセチルコリンの分解を抑制するが、イエスの伝道したガリラヤのあるパレスティナからは遠いので、関係なさそうだ。なお、作用機序はちがうが、中東やヨーロッパにも生えているバイケイソウやエニシダにも、アセチルコリンの働きを強める化学物質が含まれている。

死者の蘇生

ルカによる福音書第七章では、イエスは死者ですら蘇らせている。死んだ若者の出棺に出会い、嘆く母の姿にイエスは断腸の思いを覚え、その母に「泣くのはやめよ」と言った。柩に手を触れて、イエスは「若者よ、あなたに告げる、起きなさい」と言った。すると死んでいたはずの人が起き上がり、語り始めたと書かれている。「ナインの若者の蘇生」という場面だ。

さすがに筆者は死者を蘇らせたことはないが、劇的な経験はある。ある当直の夜中、急に動けなくなった頑丈な体付きの若者が救急車で運ばれてきた。村の消防団の出初め式の打ち上げで猛烈に食べてアルコールをグイグイと飲んだ後、足腰が立たなくなり、静かになったので仲間が様子を見てみると、横になったまま手足がまったく動かず口もきけないという。診ると、完全な四肢まひである。呼吸はしており、心臓も動いているので、心肺停止ではない。緊急採血をすると、電解質のカリウムの値が極端に低くて、周期性四肢まひと診断できた。

猛烈な暴飲暴食をすると、急激に血糖値が上がる。するとそれを抑えるホルモンのインスリンが大量に分泌され、細胞に血糖を取り込むように作用する。その時に、血糖と一緒にカリウムも大量に細胞内に取り込まれて、結果的に血中カリウムの濃度が低下する。筋肉の収縮は、カリウムやナトリウムなどの電解質イオンの濃度差による電気現象で起こっているので、カリウム濃度の異常で筋肉がまひしたのだ。

絶望と期待をない交ぜにした家族の視線を感じながら、点滴してカリウムを正常の濃度に補正した。すると、明け方には回復して動き始め、「もう死ぬかもしれない。良くても寝たきりになるかもしれないと思いました」と言った。身体が大きい人だったので、言われたら本当にベッドを担いで帰って行ったかもしれない。

たいていの場合、低カリウム血症はそのままでもゆっくりと改善し、まひも徐々によくなっていく。だから、死にかけていると思って見ているうちに治ることもありうる。しかし、それだと奇蹟らしくない。

残念ながら、イエスの処方箋は書かれていない。中世の修道院は薬草園が備わった治療所でもあったので、どこかに未発見の古文書が残されているかもしれない。が、イエスの事績はあくまでも奇蹟とされている。

2　傾国の笑顔

「傾国」という言葉がある。王様がとりこになり、政治や軍事をおろそかにして国を傾けてしまうような絶世の美女のことだ。代表は西のクレオパトラ、東の楊貴妃というところだ。楊貴妃は唐の玄宗皇帝を惑わせて政治を誤らせて内乱を引き起こし、まさに唐帝国をつぶしてしまった。漢の時代に司馬遷が著した『史記』によれば、中国の古代王朝の末期には判で押したように、王様を色香で迷わす寵妃が現れ、国を破滅させている（以下、市川宏・杉本達夫訳に基づく）。

周の幽王　紀元前八世紀、周の幽王は褒姒（ほうじ）を嬖愛（へいあい）した。幽王の彼女への思い入れは深く、もとからの后と王太子を廃して、褒姒母子をもって后と太子にしてしまった。もちろん、大臣たちの諫めを聞かない。

褒姒は、出生からして妖気がただよっている。

どのくらい前か特定できないほど古い夏（か）王朝のころ、「褒の二君」と名乗る二匹の龍が宮廷に現れ、箱の中に泡を吐いた。卜(うらな)いで、その箱をとっておくのは吉と出たので、そのまま夏、殷の両王朝を通じて王宮にしまわれていた。周の時代になり、幽王の祖父の王がその箱の蓋を開けさせた。すると泡があふれ、黒くて大きなスッポンのような動物になった。曰くありげに猥雑な怪物だが、それが後宮に入り込み、一人の童女と出くわした。その童女が年頃となると、結婚することなく女の子を生んだ。女の子は懼(おそ)れられて捨てられ、その後紆余曲折があった末に美女に育ち、褒の国から周王室に献上された。褒姒という名は褒の国の姐さんという意味である。この経歴を調べた史官（歴史を記録する役人）は、「周は亡びん。禍い、なれり、いかんともすべからず」と呟いた。

笑わない妃

『史記』は「褒姒、笑うを好まず」と記している。彼女はちっとも笑わなかった。

幽王、その笑わんことを欲して、いろいろとご機嫌をとるが、ことさらに笑わない。あるとき、手違いで狼煙(のろし)が上がった。慌てふためいた諸侯たちが兵を率いて駆けつけたが敵の襲撃はなく、諸侯たちは拍子抜けの体である。その有様を見た褒姒は大いに笑い、幽王はこれを喜んで、それ以降、しばしば狼煙を上げさせた。やがて、諸侯は幽王を信じなくなった。ある日、西域から蛮族が本当に襲ってきたが、狼煙を見て駆けつけた兵は一人もおらず、幽王と太子はついに殺された。褒姒は虜となって連れ去られ、その後の消息は不明である。

グリム童話の『金のガチョウ』にも笑わない王女が出てくる。黄金の羽根を抜こうとして離れられなくなった人々が連なったのを見て、これまで笑ったことがない王女が笑いころげた。笑わせた男と結婚させるという王様の言葉から、多少のすったもんだの末に、黄金のガチョウのオーナーの若者と王女様は結婚してめでたしめでたしという話である。

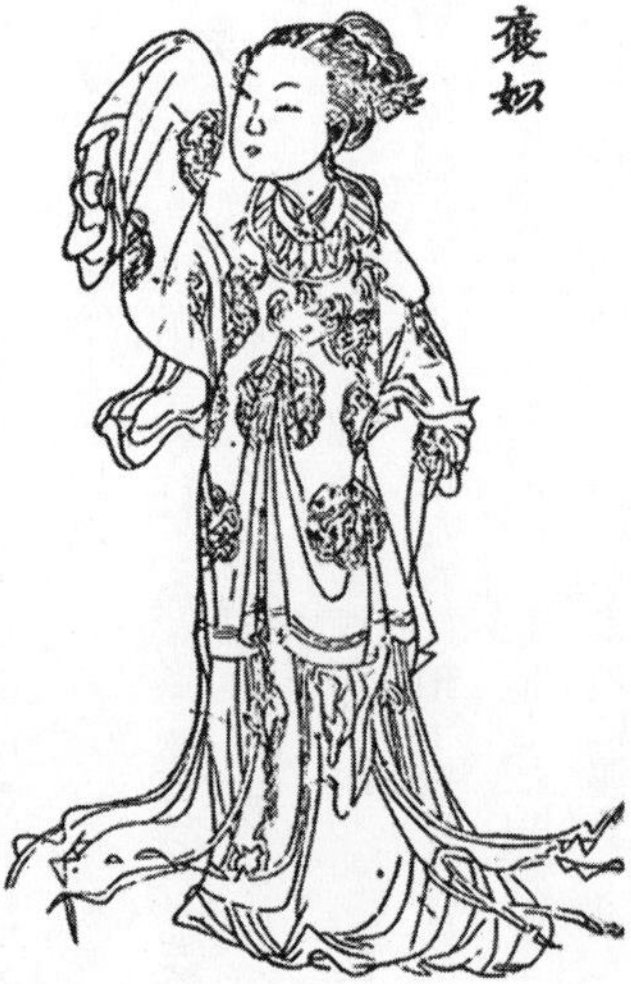

褒　姒

また別の笑わない女性が登場するのは、時は一九〇八年、舞台はニューヨーク。主人公のスーはブロードウェイのヴィクトリア劇場で幕間の余興に出ていた。「まじめな女性、笑わせたら賞金一〇〇〇ドル」という触れ込みである。そこで、いろいろなコメディアンが賞金目当てに彼女の前で演技をした。しかし、スーはニコリともしない。笑ったのは客のほうであり、喜んだのは劇場の支配人である。なにせ、一流のコメディアンが日替わりで、ノーギャラでパフォーマンスしてくれるのだから。

結局、誰も笑わせることができないまま、数週間後にスーは劇場を去る。しばらくして彼女が笑えなかったわけが明らかになり、一杯食わされたとコメディアンたちは怒りまくったという。スーは顔面の筋肉がまひしていたのだ。

顔面筋

喜怒哀楽の表情は、顔面筋という特殊な筋肉の動きによって作られている。何が特殊かというと、この筋肉は顔の皮膚に張りついていて、哺乳類だけにしかない。だから、いかに愛嬌があっても、カメやオウムはニコリともしない。

顔面筋のはたらきは、顔面神経が支配している。顔面筋のまひは、筋ジストロフィーなどの筋肉それ自体の疾患、重症筋無力症のような神経からの指令が筋肉に伝わらない病気、顔面神経そのもののまひによるもの、脳内病変などが考えられる。スーの病気が何であったかはわからない。表情がほとんど出なかったとするならば、左右ともに顔面神経まひがあったのかもしれない。

では、褒姒はどうだったのだろうか。抑うつ状態などの心の問題もありうるが、筆者の専門分野の神経学の立場から、スーと同じように顔面の筋肉がまひする病気だったかもしれないと考えてみた。

もし、筋肉そのものが表情も出ないほどの病気だと、顔面筋は萎縮して頬の肉が落ち、口許は開き加減でキリッとせず、腫れぼったい目で、明眸皓歯からほど遠く、とても傾国の美女になりそうもない。

顔面筋だけに限った重症筋無力症ならば、それほど筋肉が萎縮はしない。あまり表情を動かさないので、楚々とした、控え目な顔立ちになる。しかも、症状は変動するので、狼煙が上がった時に偶然、大笑いができたとも考えられる。

顔面筋がまひする病気で、一番多いのは顔面神経まひだ。脳の疾患が原因のこともあるが、多くはヘルペス・ウィルスなどによる末梢神経の障害だ。話したりするときに顔がゆがむが、人によってはまひが強くてもゆがみは軽い。

筆者も顔面神経まひに罹ったことがある。痛みはない病気のはずだったが、笑いが苦痛だった。笑うと、まひ側の顔が健常側に引き寄せられてしまう。不意に顔の下半分が強く引っ張られて、痛くて笑いの気分がふっ飛んでいくのである。痛いと叫ぶと、今度は頬をかんでまた痛い。だから、心ではおかしくても笑いたくはなかった。

ひょっとすると褒姒も顔面神経まひだったかもしれない。おとなしくしていると顔の非対称はわからないくらいのまひで、笑うと激しく顔がゆがんで醜くなるし、痛みも起こる。だから、笑顔を作りたくなかったので、笑いを忘れたと思われていた。やがて顔のまひが治ったころに、手違いの狼煙が上がり、大いに笑えたのかもしれない。

ともあれ、美人には笑顔が似合う。

健康は失ってからそのありがたみがわかるともいうが、医者ならば失いかけても十分わかる。筆者はウィーンでの国際学会の会場に歩いていく途中で足が痛くなり、間欠性跛行の症状が出てホテルでじっとしていざるをえなくなったとき、脊髄障害による対麻痺(両下肢のまひ)や知覚脱失、括約筋障害などという言葉が頭に浮かび、恐怖を覚えた。幸い、日本に戻って内視鏡手術を受けて回復したが、遠い時代には、重篤な脊髄障害には悲惨な末路が待っていた。

3 大織冠——中臣鎌足の脊髄障害

阿武山古墳

一九三四年四月、大阪府高槻市阿武(あぶ)山で京都帝国大学地震観測所の拡張工事の際に、切り石で囲まれた石室が発掘された。出土品などから、七世紀後半の墓と推定された。漆と布で固められた柩が納められており、その中に六〇歳前後の男性のミイラ化した遺体と、銀線で青と緑のガラス玉をつづった玉枕があった。遺体は保存状態がよく、立派なペニスが確認されたという。錦の衣装をまとい、胸から顔面や頭部にかけてピカピカ光る金糸がちりばめられていて、その長さは一〇〇メートルにも及んだ。当時の大阪朝日新聞では「金糸をまとう貴人」と報道され、見物人が押し掛けた。しかし、発掘は考古学者主導で行われたのではなく、地震観測所の教授が指揮を執り、精密な調査はなされず、そうこうしているうちに遺体が劣化し始めた。内務省は「科学的な調査は、御陵の可能性がある古墳への冒瀆」、つまり皇族の墓の可能性があるとして、工兵隊を使って埋め戻してしまった。

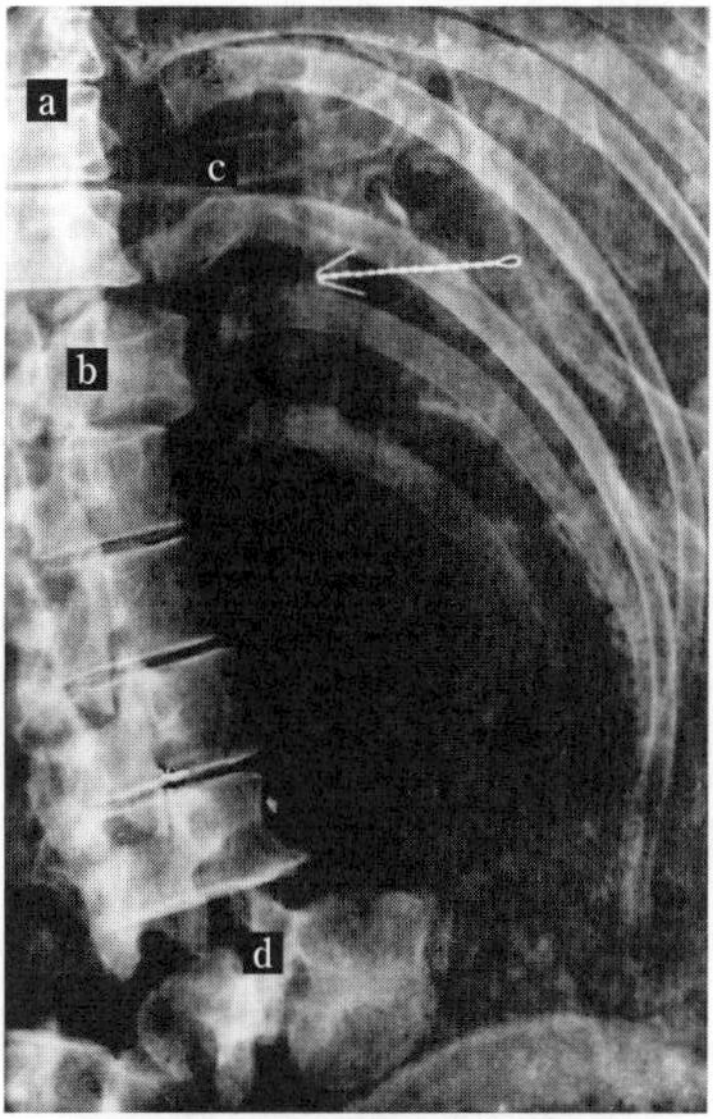

阿武山古墳被葬者のX線写真
a：脊椎，b：第11胸椎，c：折れたままの肋骨，d：第4腰椎．（『蘇った古代の木乃伊』より，一部改変）

脊髄損傷

一九八二年になって、地震観測所で発掘時の写真が発見された。遺体のX線写真のガラス原板が含まれており、東海大学で復元作業が行われた。遺体は歯の咬耗や歯槽骨の吸収、頭蓋骨の縫合の石灰化などから、五〇～六〇歳と考えられた。複数の骨折損傷があり、背骨のうち腰椎および胸椎、また、左上腕骨の大結節部の骨折あるいは脱臼骨折があり、また肋骨や脊椎の一部に修復の跡が見られた。

強い外力によって腰椎と胸椎が骨折していたのである。背骨の中の神経組織である脊髄のうち、胸髄下部から腰・仙髄、さらには脊髄からの馬尾神経のいずれか、ないしは広範な部位での損傷を起こしていたことは疑う余地がない。脊髄は身体からの感覚を脳に伝え、脳から筋肉を動かす指令を身体に伝えたり、膀胱などの働きもコントロールしている。だから、この男性に起こりえた臨床症状は、下肢の運動機能と知覚の完全まひ、大小便の垂れ流しで、寝たきり状態となり、沈下性肺炎や、尿路や褥瘡などからの感染症が命取りになったことは想像に難くない。

大織冠

副葬品の金糸を分析すると、つづれ織りに織り込まれており、二〇一三年一二月一四日の朝日新聞に宮中での位を表す冠帽が復元されたと報道された。大化改新後の六四七年に制定された冠位十三階では、最上位に大織冠があり、これと第二位の小織冠のみが金銀で飾られることになっていた。実際には、国内では中臣鎌足（なかとみのかまたり）のみに贈られている。だから、大織冠ということはそのまま鎌足を指している。

墓碑銘はなく、また、この古墳についてのきちんとした伝承もないので、墓の主は最終的に特定されていない。しかし、金糸の復元や、この地方が中臣氏の故地であり、近くに鎌足神社があることなどから、この脊髄損傷の貴人は鎌足だとする説が強い。

もし、発掘された遺骨を再度科学調査できるのなら、男子だけに伝わるY染色体のDNA分析をする価値はある。藤原氏は家系がはっきりしており、鎌足から直系の男系子孫と一致するかどうかをみればよい。中国では三国志の英雄、曹操と推定される遺体が発掘され、彼の男系子孫を名乗る何人かのY染色体DNAの型と一致したと報告されている。

鎌足の死の謎

『日本書紀』では、中臣鎌足の薨去前後が次のように書かれている。

天智天皇の八年(六六九年)夏五月五日(旧暦)、天智天皇は山科の野で狩りを行い、皇太弟(大海人皇子)と内大臣(鎌足)ら、群臣がことごとく従った。

秋、鎌足の家に落雷があった。

冬一〇月一〇日、天皇は鎌足の家に行幸して病気の見舞いをしたが、鎌足は病状が重く、やつれていた。天皇は、これまで善を積んできたのだから、きっと天が助けない道理はないと励ましたが、鎌足は、公(軍国)の役に立たなかった、葬儀は簡単に、などと答えていて、死期を

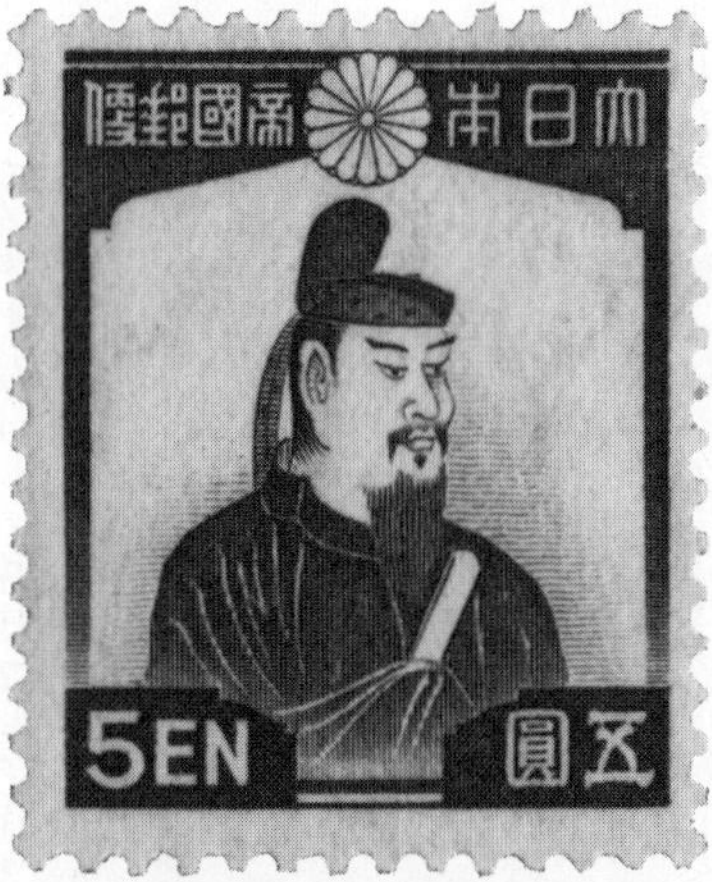

中臣鎌足(1939年発行の切手)

悟っている。

一五日、天皇は皇太弟を鎌足の家に遣わし、大織冠と大臣の位を授け、さらに藤原の姓も賜り、以後、子孫は藤原氏となった。

一六日、藤原鎌足薨去。

一九日、天皇は藤原家に行幸し、詔を宣った。

つまり、初夏のころには、鎌足は元気で狩りのお伴、つまり軍事演習にも参加していたのだが、晩秋にはやつれ果てて天皇の見舞いを受け、その翌日に亡くなってしまっている。今生の別れの見舞いの際に賜った大織冠は高貴な紫の布に金糸で刺繍されており、廷臣の最高位を示す冠であり、贈られたのは鎌足だけしかいない。それほどの重きをなしていた存在だったのだ。

この年の記述はほとんどが鎌足関係のことに費やされているが、春の狩りと秋の薨去の間にわざわざ鎌足邸に落雷があったことを記しているのはなぜだろうか。阿武山古墳の人骨X線像を解析した東海大学のグループは、脊椎骨折の原因を「例えば落馬などの外力」としているが、ひょっとしたらこの落雷が関係しているのかもしれない。落雷による家屋倒壊で下敷きになったとか……。

大化改新

鎌足は言わずと知れた、大化改新(六四五年)の立役者である。権力を恣(ほしいまま)にしている蘇我入鹿を、中大兄皇子(後の天智天皇)と大海人皇子(後の天武天皇)兄弟と謀って滅ぼすという、古代最大の政変であった。

大化改新後もさまざまな陰謀が渦巻き、朝鮮半島での白村江(はくすきのえ)での敗戦などもあり、決して明るい話ばかりではなかった。それらを乗り越えて国造りが進んだのは、皇子兄弟と鎌足が結束していたためである。しかし、天智天皇の後継者を巡って、息子の大津皇子に継がせたい天皇と、すでに皇太弟となっていた大海人皇子との間の諍いが起こり、鎌足が緩衝役を果たしていた。

だから、鎌足の突然の死は、宮廷の政治情勢を不安定化させた。はたして、鎌足没二年後の六七一年一二月に天智天皇が崩御したときには、臨終の床でも皇位を巡る両者間の駆け引きが繰り広げられ、翌年七月には古代最大の内乱ともいわれる壬申の乱が起こった。即位して弘文天皇となった大津皇子に対して、大海人皇子が反乱を起こして勝ち、都を大津から飛鳥に戻し、即位して天武天皇となった。

鎌足の息子の不比等(ふひと)は、鎌足薨去時には一〇歳だったので宮中には有力な後ろ盾がなく、中級官吏としての出発だった。が、知力と行動力、それに運に恵まれていたのだろう、有力貴族となり、皇族と姻戚関係を結び、後代の藤原氏繁栄の基礎を築いていった。

歴史上の重要人物でも、戦争の最中や暗殺などによる劇的な退場でないと、その最期が人々の記憶に残らないことが多い。時代を遡るほどますますそうであり、歴史の記述から突然消えてしまう。中臣鎌足もそのようなケースだ。

フランス語の「歴史」histoire は「物語」も意味する。NHKの大河ドラマは五〇年以上も続いているが、源平軍記と戦国時代、明治維新に赤穂浪士の使い回しが多い。ときには古代をテーマにしてみたらどうだろう。

4　ホロコーストの豆——戦争とラチリズム

スペインのフランシスコ・ゴヤは一八世から一九世紀にかけて活躍した宮廷画家だが、ナポレオンのフランス軍による傀儡政権に対するスペイン市民の抵抗も描いている。版画集『戦争の惨禍』がその一つである。その中に「ガラスマメに感謝」(Gracias á la Almorta)という一枚がある。三角の黒い帽子をかぶった官吏の周りに数人の人々が集まり、手にした容器にその豆を入れてもらっている。ところが、前景に描かれている一人の女性は床に横たわったまま不自由そうに上半身を起こして豆を哀願している。人々の陰にいる少年も、足が不自由なのか、座ったままである。

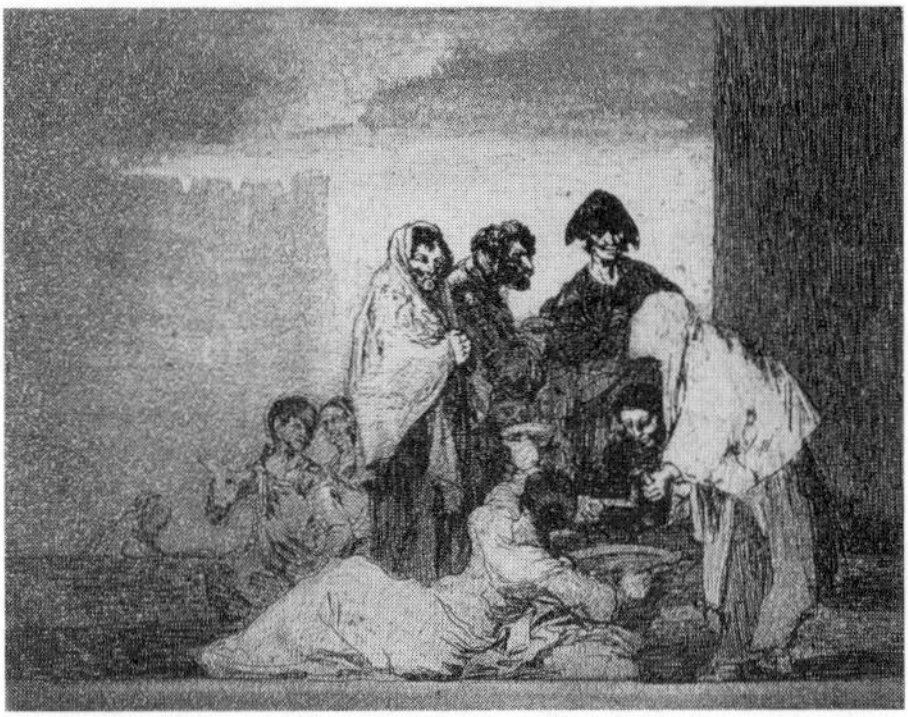

「ガラスマメに感謝」(ゴヤ『戦争の惨禍』より)

ラチリズム　ガラスマメ（*Lathyrus sativus*）は英語ではgrass peaで、雑草マメが正しいのだが、翻訳でglassとまちがえたのかもしれない。日本ではなじみがないが、ハマエンドウやスイートピーに近縁で、乾燥地や高地でも栽培できる。干ばつに強くて蛋白質の含有量が高いことから、家畜の餌、あるいは緊急時や貧窮者の食料として栽培されてきた。しかし、有毒成分があり、これを大量に食べると、足が棒のように突っ張ってまひしてしまう。

題名に対する予備知識なしに画集をボーッとめくっていると見逃してしまう版画だが、ゴヤの心を引いた悲惨な情景がそこにあったに違いない。絵の中の女性が空腹のために乞うているガラスマメは、結果的には彼女の足から動きを奪い去ってしまったのだ。

インドからアフリカにかけての熱帯地方で、山岳地帯や乾燥地帯などのどちらかというと貧しい地方では、このような病気がときどき見られ、ラチリズムと呼ばれている。古代ギリシアの医師、ヒポクラテスがすでに気がついていたという。一七世紀には、ガラスマメをたくさん食べるのが原因であると明らかになった。なお、牛などの反芻（はんすう）動物は、消化管の中の微生物がガラスマメの有毒成分を分解するので毒性は出ず、飼料にできるのだという。

ゴヤの版画の一三〇年後のスペイン内乱による混乱でも、食料難に陥った人々がガラスマメに手を出して、ラチリズムが発生したという。二〇世紀末のユーゴスラヴィア紛争でも、同じようなことがあったらしい。だが、それらよりもさらに悪魔的なラチリズムもあった。

強制収容所

第二次世界大戦では、東欧のルーマニアはドイツなどの枢軸国側につき、ヒトラーの追従者アントネスクが政権をとって、強権的なファシズム体制を敷いた。ナチスにならってユダヤ人に迫害を加え、ルーマニア各地に強制収容所を作った。

一九四二年九月、ウクライナとの国境に近いヴァプニャルカ強制収容所には、ルーマニア各地から追いたてられてきたユダヤ人一二〇一人が囚われていた。それまでは幸運の連続で何とか虐殺を逃れた人々である。

ルーマニア内務省は考え方を変えて、この人たちをただ死に追いやるのではなく、働かせて不足している労働力を補わせることにした。だから、アウシュヴィッツのような絶滅収容所にはならなかったが、住環境も衛生状態も悲惨な状況であり、奴隷労働であったのはいうまでもない。そして食料も不十分だった。

ルーマニア政府は軍への補給で精一杯で、強制収容所に回す食料の手当てどころではなかった。あるいは彼らにとっての「劣等人種」の食い扶持のために熱心になれなかったのかもしれない。

ドイツから来て駐在していたゲシュタポのルーマニア代表部は、どうしたものかと相談を受け、収容者には撤退したソ連軍が残していったガラスマメ入りの牛用の飼料を使うようにとルーマニア内務省に伝えた。第一次大戦中の食料難のときに、やむをえずガラスマメを食べた人たちの下肢がまひしたことを知っていた上での悪魔的なアドヴァイスである。結果的に生きていくことができなくても、殺す手間がはぶけるだけだと。

こうして、ヴァプニャルカのユダヤ人たちに、ホップや干し草、ガラスマメの粉を混ぜたパンが与えられた。一二月の初旬に最初の患者が現れ、あっという間に伝染病のように広まり、年末までに一六人となった。最初の症状はすさまじい下痢と排尿痛、下半身の痛みを伴う痙攣であり、次に下肢が棒のように堅くなってまひしていった。一九四三年一月には一一〇人、二月には六一一人が発症した。まったく動けない人もいた。軽症者を含めると、最終的には八〇〇人がラチリズムの症状を出したという。

ヴァプニャルカ収容所には医学生を含めて二〇人の医者が収容されており、発症者の看護にあたるとともに、臨床症状と経過を観察し、原因を突き止めた。ラチリズムであり、秋から配られ始めたパンに原因があるという結論になった。収容者はストライキをしてパンを拒否し、元気な収容者が収容所外での労働の際に手に入れたり、何らかの方法で外から持ち込まれた食料で細々と命をつないだ。それとともに、ガラスマメによるラチリズムの悲惨さを、事態に同情的な収容所長を通じて政府にも訴えた。その結果、ガラスマメの給食は止められたが、多くの収容者は別の収容所に移された。

捕虜収容所

その後の赤軍の反攻に伴う混乱、収容所間の強制移動やその途中での虐殺などを生き延びた人々の多くは、戦後イスラエルへ移住した。それらのうちの一人、医師アルツール・ケスラーによってヴァプニャルカのラチリズムは医学論文にまとめられた。どのくらいガラスマメを摂食すると神経症状が発症するか(閾値量)や、摂取を止めると症状の悪化が停止し、似たような症状を示すＡＬＳ(筋萎縮性側索硬化症)と違って非進行性の疾患であることなどが明らかにされて報告された。ユダヤ人は経済界だけでなく、学問分野でも優れた人が多いが、このような逆境においても、冷静な科学的記録をとっていたのだ。

一方で、ラチリズムに関してはドイツは加害者であっただけではなく、被害者でもあった。第二次世界大戦終戦直後の一九四六年冬、フランスの東部のシャンパーニュ地方にあった捕虜収容所では、五〇〇から一〇〇〇人のドイツ兵捕虜がラチリズムに罹患したという。敗戦国で連合軍の占領下であったにもかかわらず、このラチリズムの医学的記載は翌年の一九四七年には出版されている。ともあれ、連合軍側も決して無垢ではなく、戦争がもたらす暴虐と悲惨さは、敵味方を区別することはなかった。

ALSソテツ原因説

一九八〇年代の中ごろ、筆者はアメリカ東部の大学で研究生活を送っていた。ある日、毒物学の教授が植物に含まれている化学物質による神経病について講演した。

講演の中で見せられたビデオには、ガラスマメの有毒成分BOAAを大量に含む餌を与えられたサルの症状が映っていた。可哀想そうに、サルたちは棒のように突っ張ってまひした足を左右に交叉させて歩いていた。ハサミ足歩行と呼ばれる、痙性(けいせい)まひの症状である。

BOAAは、グルタミン酸(脳や脊髄で神経細胞間のシグナルを伝える神経伝達物質の一つ)による神経細胞の亢奮を異常に高めて、その神経細胞を死なせてしまう。筋肉を動かすための脳からの指令が神経細胞に伝わらなくなるために足が突っ張り、まひしてしまう。これがラチリズムの下肢のまひの原因である。

教授の講演はALSに移った。進行性に筋肉が無くなっていき、人によっては、ラチリズムのように手足が突っ張ることもある。この病気の特殊なタイプがグァム島の先住民に昔は多かったが、アメリカ風の生活になってから激減したことから、教授は食べ物が原因と推測し、BOAAによく似た物質でソテツの実に含まれるBMAAではないかと考えた。それをサルに与えて実験してみると、やはり似たような症状が出た。

さらに続く。グァム島先住民の病気と同じような症状を出すタイプのALSが、日本の紀伊半島でも発生している(筆者も、剖検例を顕微鏡で確認したことがある)。教授は論を進め、日本の紀伊半島の病気もソテツの実が原因だと思うと言った。それを聞くや否や、筆者の体中の血が沸き上がった。そんなはずはない。たどたどしい英会話力も顧みず、毒物学の大先生に詰め寄った。

「日本人はソテツなどは食べない。紀伊半島でも自生していない！」

反論を予想していたのだろう。教授はニヤッと笑いながら、一枚の紙片を示して言った。

「日本人がよく飲む漢方薬にソテツの実が含まれていると、日本の友人のドクターが教えてくれた。」

紙には漢字で、漢方薬らしい名前と「蘇鉄」と書かれていた。

「そんな漢方薬を常用する人はほとんどいない……。」

教授はニヤニヤしているだけだった。

帰国して、何人ものＡＬＳの患者を診たが、誰も漢方薬を服用していなかった。グァム島に戦後二八年間潜伏していた横井庄一さんは、現地人のようにソテツの実を食べたと思われるが、典型的なパーキンソン病であり、グァム島特有の病気ではなかったと、主治医は論文に書いている。グァム島の先住民は、ソテツの実を粉にして水にさらすので、ＢＭＡＡはほとんど流されて残っていないそうだ。こういうわけでＡＬＳソテツの実原因説は、まだ仮説に過ぎない。

食べてはいけない豆

植物の実や葉には、動物に食べ尽くされないようにするために、化学物質が含まれていることが多い。つまり毒だ。ＢＯＡＡやＢＭＡＡもそうだし、ジャガイモや梅の実には青酸が含まれている。しかし、毒と薬は紙一重だ。ジギタリスや夾竹桃の致死性の毒は、転じて心不全の薬にもなっている。ソラマメにはパーキンソン病の特効薬、L-ドパが含まれているが、副作用として吐き気と幻覚が出ることがある。

甘い香りのスイートピーは、ガラスマメと同じラチルス(*Lathyrus*)属の植物で、その種子(豆)

にもＢＯＡＡが含まれており、また、動物の骨を冒す成分も含まれていて、薬にはならない。美しいバラには刺があり、香しい(かぐわ)スイートピーには毒がある。エンドウマメのような実がなるが、飢えても食べてはいけない。

5　『ライフ』の伝説

マーガレット・バーク＝ホワイトは報道写真家のはしりで、世界中の戦場を駆け巡って歴史的なシーンを撮りまくった。従軍カメラマンというと、ロバート・キャパが有名であるが、むしろ彼女の方が、印象的なショットを多く残しているかもしれない。

医学部入学前の浪人時代、筆者はアメリカの写真週刊誌『ライフ』をよく読んでいた。独特のインクの香りの向こうに世界を垣間見つつ、英語の勉強をしていた。

パーキンソン病

ハリウッド女優や月旅行のアポロ宇宙船のページの間に、東京でデモ隊を取材した女性カメラマンの記事があった。

スクープ写真を撮ろうとしたが、手がこわばってフィルムを装塡できなかったという。一九七〇年前後、過激派学生と機動隊の衝突が激しく繰り広げられており、その場面だろうと思った。ところがよく読むと、一九五二年のメーデー事件のことだった。女性カメラマンは、その日を境に徐々に動作が鈍くなった。「まるで、自分が自分自身の体の囚人になったよう」というほど動けなくなり、神経内科医を受診した。医者は「病気の診断はつきました。が、その病気の進行した患者をみると、貴女はショックを受けるでしょう」と言って病名を告げなかった。しかし結局、健康保険の書類から、パーキンソン病だと知る。そしてその後の治療の様子が述べられていた。

そのカメラマンがマーガレット・バーク＝ホワイトであり、筆者が初めてパーキンソン病の名を知ったのはこのときだった。

専属カメラマン

彼女は奔放な女性で、何度も離婚し、今よりはるかに男性優位の当時の社会で、能力以外にコケトリーを世に出るための武器にしていたようだ。

一九〇四年にペンシルバニア州で生まれ、爬虫類の動物学者を志して大学に入った。アメリカといえど、女子大学生が珍しい時分である。途中で写真家に転向し、最初は建築や産業の写真を撮っていたが、革命後まだ日の浅いソビエト連邦にアメリカ人ジャーナリストとして初めて入り、ナチス体制下で軍備にいそしむドイツの姿も世界に発信している。一九三六年に創刊された大判写真誌『ライフ』の最初の表紙は、彼女による直線的なダムの写真だった。大恐慌からの復興を目指すアメリカ国民に力強さを印象づけた。

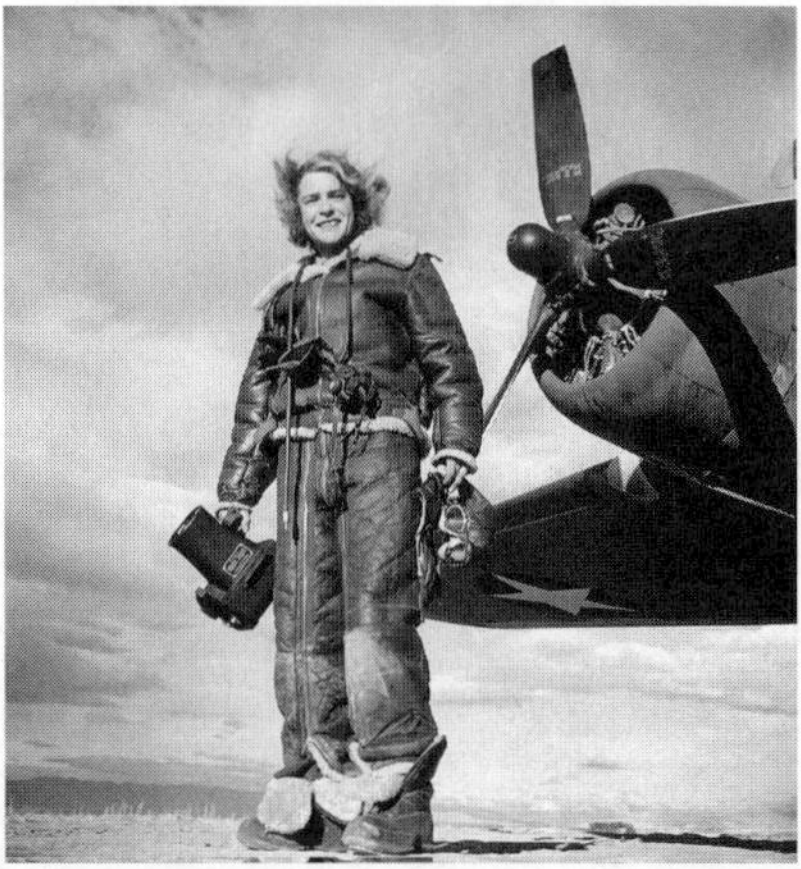

戦場の写真家マーガレット・バーク＝ホワイト

その後、『ライフ』専属カメラマンとして各地に飛び、歴史の現場に居合わせる。ナチス・ドイツに併合された日のズデーテンラント（チェコ）、独ソ戦で初めて空襲を受けた日のモスクワ、独立をひかえて宗教戦争に明け暮れる混乱のインド、などなど。革のボンバー・ジャケットにＧＩ帽を被って、ドイツ攻撃に行く爆撃機に何度も搭乗して出撃したという。地中海では乗っていた輸送船がＵボートに雷撃されて海に放り出され、朝鮮戦争ではゲリラ戦部隊に同行して何ヶ月も消息不明になった。

二〇世紀前半から中ごろにかけての報道写真集には、彼女が撮影した有名な写真が何枚もある。紡ぎ車を前にして手紙を読む半裸のマハトマ・ガンジー。ナチス親衛隊が逃げ去った強制収容所の有刺鉄線の向こうで、解放されたことが理解できずに呆然とした表情でカメラの前に立ち尽くす人々。気温摂氏五〇度もの過酷な環境で汗の筋を黒い肌に光らせる南アフリカの二人の鉱山労働者。これらは、何回となく目にした写真ばかりだ。

しかし、大判カメラのためか、キャパのように、〝ちょっとピンぼけ〟はせず、情感に訴える写真も少ない。戦争写真ですら端正な美術作品である。燃えるモスクワの空を背景にしたクレムリン宮殿や、イタリア戦線の山頂から撮影した砲火炸裂のきらめきはむしろ幻想的だ。医学論文は臨床現場の感情を交えずに事実を淡々と記述し、画像は端正さを求められる。同じように、彼女の戦場の写真も俯瞰的な視野で、冷徹に戦争を記録している。

定位脳手術

『ライフ』一九五九年六月二二日号に、脳の手術後にリハビリテーションに励む彼女の記事が載っている。九ページに亘って、かつての同僚が撮影した彼女の写真に手記を添えている。左足の違和感ないしは痛みが最初の症状で、左半身の運動障害が強かった。手の動きはぎこちなくなり、足を引きずり、バランスが悪かった。猫の尻尾が足に触れただけで、フラフラしたという。

記事によると、五九年一月、彼女はアービン・クーパー医師の手術を受けた。彼は青年医師のころ、パーキンソン病患者の手術中に誤って脳の視床という部位の動脈を傷つけたが、結果的にはむしろ症状が改善したことがあった。その経験を元に手術を考案したのだ。術前に医師の説明を受ける彼女のスナップには、黒板に書かれた脳の前額断面図に視床が示されている。おそらく、パーキンソン病の定位脳手術がよく行われた部位である腹外側核がターゲットだろう。

手術の前夜、かつての愛人の妻のピアニストがマーガレットのためにリストの『忘れられたワルツ』を弾いた。驚いたことに、動けないはずの彼女が喜んで、何度も優雅にワルツを踊ったという。パーキンソン病では、意図的な動きがうまくできなくても、ときには感情的な運動がスムーズにできることがある。

手記はこうだ。

「手術中の患者の反応をみるために局所麻酔でした。私はずっと意識があったし、それが嬉しかった。石灰石を切り出すような、骨を削る音が聞こえました。一〇セントコインほどの小穴を頭蓋骨に開けたのです(おかしなことに、私はこう考えていました――頭を剃られても最悪ではないわ、カツラがとっても欲しい)。手術チームは慎重に調べながら、トラブルメーカーの視床に近づき、私にニックネームで話しかけてきました。

「マギー、手を挙げて。ペギー、拳を作って。」〔マギーもペギーもマーガレットの愛称〕ドクターたちは私の手首や指の動きをテストし続けました。今まで、こんなにずっと手を挙げ続けたことはなかったけれども、なぜか心地よかった。手術のどの段階かはわからないが、突然、とっても変わった気分になりました。そして、ドクターたちが正しいことをしていると実感し、ほとんどエクスタシーのような心の中のハーモニーを感じました。そして、すぐに私の問いに答えるようにドクター・クーパーの声がしました。

「ペギー、すべてうまくいっているよ。」」

L-ドパ

手術は成功したかのようにみえた。彼女がカメラにフィルムを装塡するスナップが『ライフ』に載っている。しかし、なぜかパーキンソン病に対する脳外科手術の多くは効果が一過性であった。このときもそうだった。やがて、手足を動かしにくい症状は彼女の右半身にも及び、六一年に反対側の視床の手術を受けた。が、効果なく、むしろ言語障害が悪化した。そして日常生活動作能力は低下し、介助を要するようになった。

一九六九年、L-ドパによる治療のために彼女は入院した。筆者の古い記憶にある『ライフ』の記事は、特効薬への期待を込めたものだった。実は、彼女の最初の手術の二、三年前には、パーキンソン病患者では神経伝達物質のドパミンが減っていることがわかっていた。そのため、身体をスムーズに動かすための脳内の調節機能がうまく働かなくなっているのだ。L-ドパは脳の中でドパミンに変化する特効薬だ。

しかし、彼女への治療は中止された。おそらくは副作用が強かったのだろう。幻覚、異常運動、消化器症状などだろうが、彼女の伝記からは詳細はわからない。

七一年七月、彼女は転倒して寝ついてしまい、翌月に死亡した。六七歳だった。

二一世紀に入った今日でも、パーキンソン病の根本的な治療法は確立していないが、治療法は進歩した。L-ドパの投与方法や補助薬を工夫し、発症後かなりの期間、良好に日常生活を送れるようにコントロールできる。また、脳外科的には、脳に細い電極を埋め込んで、身体を動かせるようにする深部刺激法も効果を上げている。このような治療を受けながら社会的に活躍している人もいる。L-ドパが使われる前は、発症後平均七年くらいで亡くなっていたらしいが、現在は三〇年近く生きる人も珍しくない。先々代のローマ教皇ヨハネ・パウロ二世のように、治療を受けながら長く社会的に活動する人もみられる。

マーガレット・バーク＝ホワイトのパーキンソン病ライフは、治療の黎明期にあった闘病の姿だ。もし発症が五年遅ければ、L-ドパの副作用対策や投薬方法も進歩し、またカメラを構えることもできたかもしれない。

6　湾岸戦争症候群――ALSの謎の増加

ドネリー少佐

マイケル・ドネリー空軍少佐は、ハンサムで足が長くて逞しいジェット・パイロットであった。一九九一年の湾岸戦争では第一〇戦術戦闘機隊に属し、F16ファルコンで三六日間に四四回もイラクに出撃し、数々の勲功章を受けた、エリート・ファイターである。戦後、テキサス州の訓練飛行隊の教官になり、さらに上級将校への道が開けようとしていた。

一九九六年二月、三六歳の彼はジェット機に搭乗しようとして、右足の力が抜けて仰向けにはしごから落ちてしまった。幸い、背中のパラシュートの包みがクッションとなって大怪我は免れた。それを見ていた同僚が笑ったので、彼も笑い返した。だが、笑い事ではなかった。しばらく前から、ちょっとした脱力や筋肉の異常な収縮に気がついてはいた。そして、次の訓練が最後の飛行となった。軍医の診断は、筋萎縮性側索硬化症（ALS）であった。脊髄の神経細胞が冒されて、進行性に筋肉が萎縮する神経疾患で、歩けなくなるだけではなく、最後には呼吸筋の障害で亡くなってしまう。難病中の難病である。

湾岸戦争症候群

湾岸戦争は、前年のイラクのクウェート侵略に始まり、日本人を含む外国人を「人間の盾」と称して人質にしたならず者サダム・フセインとイラクに対して、世界中の国が怒りをぶつけ、アメリカ軍がミサイルや飛行機での空襲で火蓋を切った。リアルタイムで戦況がテレビで実況中継され、バグダードの夜空を飛ぶ巡航ミサイルや対空砲火の様子が映し出された。短期間で平和が回復され、このときは泥沼化しなかった。

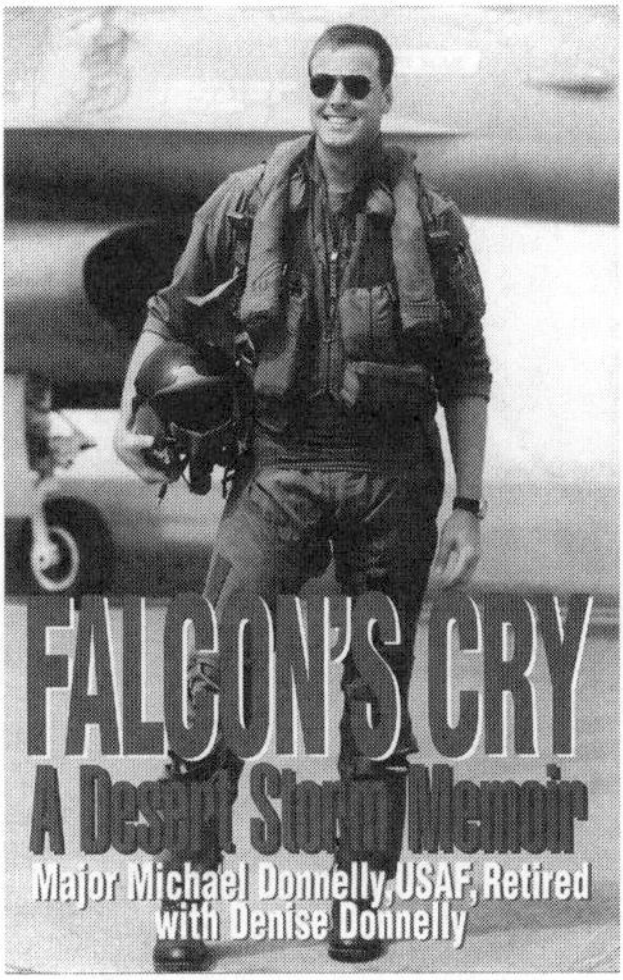

発症前のドネリー少佐（『Falcon's Cry』表紙）

戦争終結後しばらくして、湾岸戦争症候群がささやかれるようになった。従軍した兵士が罹る、物忘れなどの認知機能障害、不眠、手足に力が入らない、筋肉痛、運動のあとの疲れやすさ、しびれ、排便や排尿異常などの括約筋の障害、性機能異常などの症状である。また、悪性腫瘍にかかる人もいた。当初、ペンタゴン（アメリカ国防総省）はそのような症候群はないと否定的であったが、少なからぬ人が異常を訴え、ことの性質上、純医学的問題を越えて政治的議論に発展していった。

ドネリー空軍少佐は、ALSの診断を下した軍医から、戦争には関係ないと素っ気なく言われ、ひどく落ち込んでいたが、湾岸戦争の従軍者に一〇万人もの健康障害者がいるのを知り、孤独ではないと、ペンタゴンや政府と対立しながらも訴えはじめた。一九九七年一一月にはワシントンの国会議事堂に車いすで行き、証言している。そして、テレビや新聞などを通じて、不自由な体とかすれる声で世論を喚起した。当局も重い腰を上げ、科学的な追究が始まった。

ワクチンと殺虫剤

過酷な戦争体験による心的外傷後ストレス障害（PTSD）や劣化ウラン弾による放射線障害は当然あったが、さらに、兵士たちが投与された薬剤やワクチン、あるいは殺虫剤などの化学物質の暴露、中東の地中の細菌が作る毒性の物質などが問題になった。接種されたワクチンはポリオ、B型肝炎、馬痘、黄熱病とコレラに対してであり、サリンなどの神経性毒ガスへの予防薬やボツリヌス抗毒素なども投与された。また、殺虫剤入りのカラーも支給されていた。つまり、兵士たちはペットのノミ取り首輪のようなものをつけていたのだ。

サリンもボツリヌス毒素も殺虫剤も、強弱や機序の違いはあるが、いずれも神経の指令を筋肉に伝える神経伝達物質アセチルコリンに作用し、筋肉がまひしたり、あるいは強く収縮して痙攣したりして、命を奪うことになる。これに対する薬だから、神経や筋肉の細胞に影響を与えたのだろう。マウスの実験では、末梢神経が損傷されたという。しびれや脱力、疲れやすさなどの症状はこれで説明がつくのかもしれない。このような湾岸戦争症候群は、アセチルコリンを分解するある種の酵素の働きが生まれながらに低い人に発症したらしい。

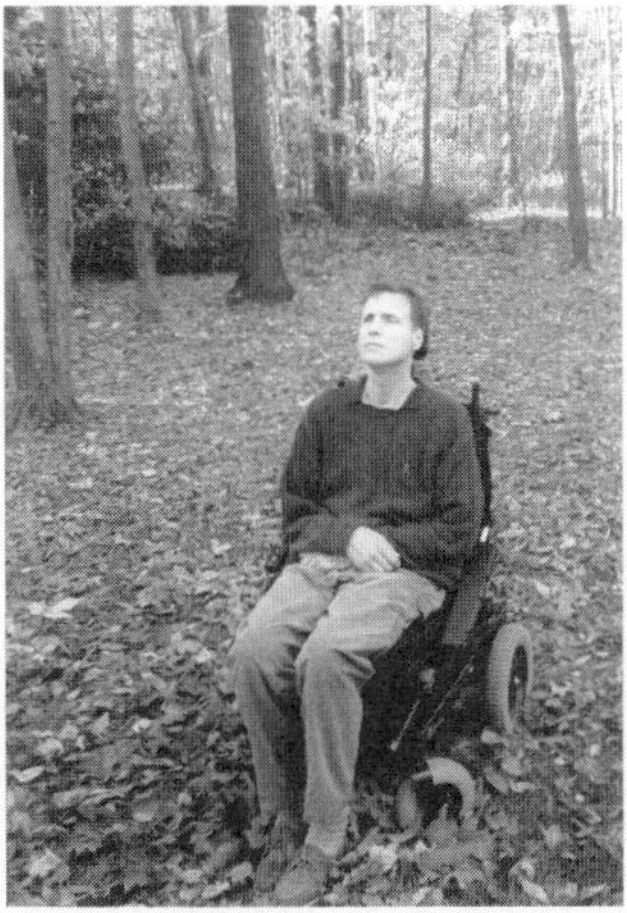

療養中のドネリー少佐
1997年.(『Falcon's Cry』より)

軍人のALS

ALSについての驚くべき数字が、議会でのドネリー証言の六年後の二〇〇三年に報告された。一〇七〇万人弱の従軍アメリカ兵士の中で、一〇年間に四〇人のALS患者が発生した。一〇〇万人当たりの年間発生率は六・七人と、湾岸戦争に従軍しなかった兵士の二倍であった。空軍に限って言えば二・七倍だ。しかも、A

ＬＳはふつう五〇歳代以降に発症する病気であるが、この人たちの発症年齢は平均三六歳と若く、戦後一〇年以内に発症している。

兵士のＡＬＳ増加は湾岸戦争時だけではなかった。第一次と第二次世界大戦、それに朝鮮戦争とベトナム戦争に従軍したアメリカ軍兵士のＡＬＳ発症頻度は、一般人の一・五〜二倍であった。そして、戦闘期間が長くなるにしたがって、発症率は増えるという。

第二次世界大戦では著名な軍人も後にＡＬＳに罹っている。フリードリッヒ・パウルス大将は、凄惨な市街戦が繰り広げられたスターリングラードの攻防戦でのドイツ第六軍司令官であった。一九四三年二月、最後の一兵まで闘えというヒトラーの命令に背いてソ連軍に降伏したときは、当初の三三万の将兵は九万一〇〇〇人に減っていた。投降したパウルスはほかの捕虜と離され、生活は優遇されたらしい。やがて反ヒトラーの立場をとり、ソ連国内に樹立された自由ドイツ国民委員会に参加した。戦後のニュルンベルグ軍事法廷では戦争犯罪人として訴追されることはなく、それどころかソ連側の証人として、かつての上官や同僚を糾弾した。その後は、共産圏の東ドイツのドレスデンで余生を送った。

一九五五年末、パウルスはＡＬＳに冒されてひどく消耗し、政治の舞台から姿を消した。五七年二月一日、スターリングラード降伏の日から一四年後に亡くなった。享年六六歳。なお、スターリングラードでのドイツ兵捕虜で、戦後に帰還できたのは五〇〇〇人だけであったという。

アメリカの将軍もALSに罹った。マックスウェル・テイラーは、連合軍によるドイツ軍への反攻であったノルマンディ上陸作戦でのパラシュート部隊指揮官であった。ベストセラーで映画の元となったノンフィクション『史上最大の作戦』の口絵には、パラシュートで降下する直前の彼の写真が載っている。彼の属した第八二と第一〇一空挺師団は今でも最精鋭部隊で、イラク戦争にも最初に出陣している。彼は第二次大戦後も順調に昇進し、ケネディ大統領の軍事顧問になり、一九六二年秋のキューバ危機では統合参謀本部議長として対応に当たった。そして一九八七年四月、ペンタゴンは陸軍病院に入院していたマックスウェル・テイラー将軍がALSで亡くなったと発表した。八五歳だった。

謎の増加と職業

ALSは兵士たちだけに多いのではない。アウシュヴィッツ収容所で生き残った人々や、ナチス・ドイツに占領されたオランダでも、戦後にALSの発症者がみられている。ソ連占領下のフィンランドでは、強制移住させられた人たちの発症率は通常の二倍であった。また、イランで人質となったアメリカ大使館員にもALS発症者がいる。筆者が診ていたある患者は、少年時代に旧満州で終戦を迎え、独りで鴨緑江を渡って朝鮮半島をさまよい、やっと帰国したという。

アスリートたちもしばしばALSに罹っている。この病気は、アメリカではルー・ゲーリッグ病と呼ばれている。一九三〇年代、大リーグのニューヨーク・ヤンキースでベーブ・ルースと組んだ一〇〇万ドル打線でファンを熱狂させていた名選手ルー・ゲーリッグが、現役中に発症したことによる。あまりにも衝撃的な出来事であったからだ。他にも、名のある野球選手や、プロ・バスケットボール選手、ゴルフプレーヤーなどの罹患も報道されている。イタリアのプロ・サッカー選手は、一般の人よりALSの発症率が六・五倍高く、平均発症年齢も四三歳と、二〇年早い。アメリカンフットボール選手では四〇倍も多いという報告もある。

戦場の兵士たちは過酷で凄惨な体験などで、非常に強い心理的ストレスを受けることになる。サッカーやアメリカンフットボールなどは、激しい闘争心でもって肉体をフル活動させる激しいスポーツだ。兵士たちと同じような厳しい心理的ストレスがかかっているに違いない。

かつては心の問題と身体の病気は別と考えられていた。しかし、精神的に落ち込んで鬱状態に陥った人は、脳の働きの変化が最終的に免疫機能を悪くし、その結果、感染症やがんなどに罹りやすくなることがわかっている。ものすごい心理的ストレスの繰り返しや持続が、脳や脊髄の中の環境を変化させ、神経細胞の正常な営みに影響を及ぼし、神経細胞の死をもたらすことがあるのかもしれない。激しい運動が同時に加わると、事態をさらに悪くするのだろうか。

発症する人、しない人

統計的に湾岸戦争従軍者では多いとはいえ、ALSになった人の数は極めて少ない。特定の病気を発症する人としない人とがいるのは、病気の原因にさらされたときの感受性に差があるに違いない。何かがあるはずで、研究が必要だ。多くの人命が失われる戦争において、兵器や軍事技術が発達するばかりではあまりにも寂しい。

マイケル・ドネリー少佐は、発語ができなくなっても特殊なコンピュータで意思を伝え、湾岸戦争症候群やALSについて世の中に訴え続けていった。人工呼吸器を装着しての闘病生活の末、二〇〇五年六月、四六歳で亡くなった。

第II部　権力者たちのその時

1　ブラディ・メアリーのご懐妊

ウォッカをベースにしたトマトジュースのカクテル、ブラディ・メアリーの名は、一六世紀イングランドの女王メアリー一世に由来する。エリザベス一世の異母姉だ。

絶対王政の時代、国王の結婚やお世継ぎ誕生は今以上に大きな政治問題であった。スペイン国王と結婚したイングランド女王の懐妊の推移を、ヨーロッパ世界が固唾を飲んで見守った。

ヘンリー八世

そのころの王宮はロンドン南西方向郊外のハンプトン・コートであり、くすんだ赤い石造りの壮麗な宮殿である。壁に一〇〇を超える牡鹿の頭が飾られているグランド・ホールは六〇〇人もの宴会ができるような大広間で、おびただしい料理を作るキッチンも現在は公開されている。

ここは宴会だけではなく、政治の場でもあった。一六世紀前半は、二人の女王の父ヘンリー八世が結婚と離婚を繰り返し、離婚を禁じるカトリックとの宗教上の対立ともなった。その過程で逮捕され、宮殿の脇を流れるテームズ川を処刑のためロンドン塔まで船で護送される高官や貴族も少なくなかった。五番目の王妃で、不倫の疑いをかけられたキャサリン・ハワードは、宮殿内を王の名を叫び、命乞いしながら逃げ回った。以降、彼女の幽霊がときおりハンプトン・コートに出没するという。

六人の王妃

ヘンリー八世の最初の王妃はスペインの王女だったキャサリン・オブ・アラゴンで、コロンブスに新大陸への航海を許可したイザベル女王の娘だ。当初の夫婦仲はよく、四人の子どもが生まれたが、成長したのはメアリーだけだった。男の子は乳児で亡くなったか死産ばかりで、世継ぎの王子が欲しいヘンリー八世は、宮廷の女性、アン・ブーリンに心を動かされる。しかし、もし彼女に子どもが生まれても、側室の子には王位継承権がないので、アンと再婚するべく、彼はキャサリンとの婚姻無効を宣言するようにローマ教皇に求めた。キャサリンは即位前に亡くなったヘンリーの兄に嫁いでいたのだから、近親相姦だと申し立てたが、教皇は不許可。王様は激怒し、カトリック教会から独立して英国国教会を作り、キャサリンと離婚して晴れてアンと結婚した。生まれたのは女の子で、後にエリザベス女王となる。

それ以降、ヘンリーは四人もの王妃を娶った。アンとキャサリン・ハワードは不貞の疑いを持たれ、王妃でありながら断首で処刑された。挙式のときになって妃が醜女とわかった折は、取り持った重臣の首が胴体から離れ、王妃とは離婚。ただし、友人としてその後の仲は良かったともいう。結局、王子は三番目で最愛の王妃だったジェーン・シーモアが帝王切開でもたらしたが、医療水準の低かった時代、彼女は産褥期を乗り越えることができなかった。

ブラディ・メアリー

ヘンリー八世は一五四七年に亡くなり、九歳のエドワード王子が継いだが、一五五三年に夭折。メアリーは異母弟の後を受けて、イングランド女王に即位した。

彼女は子どものころから頭脳明晰かつ快活な女の子で、九歳のときにスペイン王の使節に流暢なラテン語で答えて、父ヘンリー八世もプリンセス・オブ・ウェールズ（王太女）の称号を与えていた。ところが、両親の離婚によって彼女の運命は一転し、母との面会は許されず、庶子に落とされて王太女の身分は剥奪され、アン・ブーリンの娘エリザベスの侍女を命じられたくらいだった。が、そのアンは処刑され、時が移り、結局、エドワードに次ぐ王位継承権が認められたのだ。

しかし、彼女は王冠をすんなり戴いたのではなかった。先に即位したと主張する父方の叔母の孫、ジェーン・グレイを断頭台に送り、血に塗られた即位となった。さらに、カトリックだった彼女は、英国国教徒を弾圧して大量に処刑した。そしていつの間にかブラディ・メアリーと呼ばれるようになった。

フェリペとの結婚

一五一六年生まれの彼女はすでに中年で、早く世継ぎを作らなければならず、それに愛情にも飢えていた。スペインから送られてきた、若くてはつらつとしたフェリペ王子の等身大の肖像画を見て、彼女は恋い焦がれた。もともと実物がハンサムの上、ルネサンスの巨匠ティツィアーノが描いた絵だから、余計に彼女の心を捉えたに違いない。従兄の神聖ローマ帝国皇帝カール五世（スペイン王としてはカルロス一世）の子であり、後にスペイン王フェリペ二世となる人物である。

メアリーの肖像画も残っているが、品は良いがやせて額の広い中年女性で、彼のような若々しさはない。情報収集に熱心なヴェネツィア大使は次のように本国に報告している。「彼女は頭痛があり、薬が要ったし、瀉血も行われた。背は寧ろ低く、……やせていて繊細な女性であり、……少し皺がありはするが、顔の形はよいが、眉毛がなく、実年齢より老けて見える。……ひどい近視であり、眼を近づけなければ何も読むことはできない。……彼女は何年も前から無月経が噂されており、若いころからこのことを嘆いていた。それで、足やほかの部位からの瀉血をしばしば要求し、そのために顔色はいつも青白かった。」

フェリペは、肉欲的に彼女と結婚するのではなく、スペインが必要とするからだと述べている。宗教上の観点からの慎重意見もあったが、イングランド軍の加勢が欲しいスペインと、フェリペが欲しいメアリーの思いとが一致した。

一五五四年七月二〇日、イングランドで二人は結婚した。メアリー三八歳、フェリペ二七歳。これに先立ち、フェリペが上陸すると、途中の街道の家の中から、メアリーは胸をときめかせながら彼を覗(うかが)っていたという。

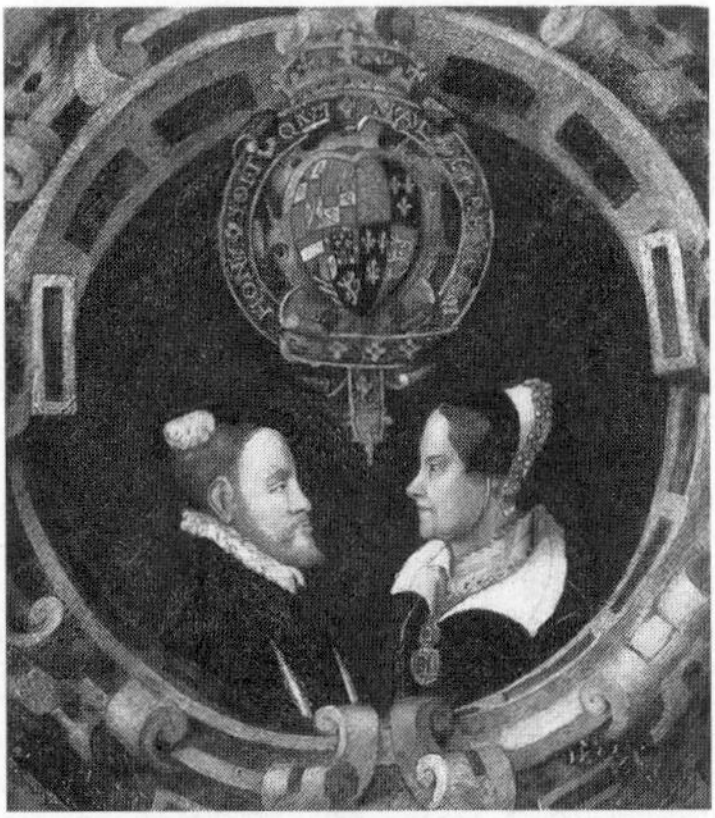

フェリペ2世とメアリー1世

ご懐妊か

九月、メアリー妊娠の噂がささやかれた。一一月二三日、スペイン大使がカール五世に「女王は間違いなく妊娠している、胎動を感じるし、胸が大きくなっている」と報告した。一二月三〇日には、彼女自身が「子どもは生きている」と手紙を書いている。翌年四月二一日のスペイン大使の報告では、「女王はハンプトン・コートの居室に入り、出産を世話する女性以外は部屋に入れなくなった。来月の九日までに、出産されるだろう。」

医師が集められたものの、なかなか出産の知らせがなく、六月になっても生まれない。大使は「胸は大きく張って乳汁も出ており、胎動もあり、腹も大きくなっている」と一縷の希望をつないでいたが、結局、懐妊はなかったということになった。そして九月、フェリペはイングランドを後にして、フランドルに行った。

カール五世の退位を受けて、フェリペはスペイン王となり、一五五七年七月、再びイングランドに戻ってきた。一二月、またもやメアリーの妊娠が話題となり、フェリペも望みを持った。しかし、翌年春には彼女は微熱と不眠が続き、うつ状態となった。おそらく、妊娠の可能性が失せたのだろう。八月には浮腫が出て健康状態が悪化し、秋には寝たきりとなり、意識混濁を伴う頭痛と発熱を繰り返し、視力はほとんどなくなってしまった。彼女は一一月一七日に崩御し、アン・ブーリンの娘エリザベスが女王に即位した。

想像妊娠か腫瘍か

メアリーの〝懐妊〟はいったい何だったのだろう。長らく想像妊娠だと言われてきたが、医学的には、想像妊娠の可能性は少なく、婦人科的あるいは内分泌的異常と診断されることが多い。婦人科的な考察では、彼女は大きな卵巣腫瘍ないしは卵巣の悪性腫瘍に罹っていたので妊娠に見えたのであり、浮腫や意識混濁は悪性腫瘍の末期だからという。

しかしながら、頭痛や進行性の視力障害は卵巣疾患では起こらない。若いころからの生理不順や、妊娠を疑わせる乳房発達と乳汁分泌があることから、そのような症状をもたらすホルモン、プロラクチン(乳汁分泌ホルモン)を病的に大量分泌させる脳下垂体の腫瘍とする考え方が最近は強い。プロラクチンは授乳中の母親で分泌が盛んだが、排卵を止め、次の妊娠を抑制する。だから、プロラクチン産生腫瘍では生理不順となる。ヴェネツィア大使は若いころからのメアリーの無月経を指摘している。

脳下垂体は脳底部にある小指の先ほどの小さな組織で、内分泌系の司令塔の働きをしており、細胞の種類に応じていろいろなホルモンを分泌している。体の成長や性機能、代謝やエネルギーの調節などのホルモンである。そういう組織でプロラクチンだけを分泌する細胞の腫瘍ができれば、ほかのホルモンが分泌されなくなり、体調が狂ってくる。年齢より老け、声が太く、皮膚がかさかさでメランコリーが強いなどは、甲状腺や副腎などの内分泌障害の症状だ。

脳下垂体の場所は鼻の奥のほうにあたり、すぐ側に眼から脳に抜ける視神経が通っている。

大きな脳下垂体腫瘍は視神経を圧迫し、視野が欠けてものが見えにくくなる。また、頭痛も起こしてくる。神経内科医として、内分泌障害を考え合わせた場合、うなずける考察である。

彼女の最後の急速な健康悪化は、当時流行していたインフルエンザのためと言われているが、想像をたくましくすれば、巨大化した下垂体の腫瘍内での出血(下垂体卒中)により、すべてのホルモンの分泌が止まり、そのために体の機能が維持できなくなったのかもしれない。そのような患者さんを診たことがあるが、治療困難で、重症そのものであった。


メアリーの妊娠が本物で、王子が誕生していたなら、その後の西ヨーロッパの歴史が大きく変わったことは想像に難くない。結局、イングランドとスペインの絆は結ばれず、やがてフェリペとエリザベスは敵対し、スペインの無敵艦隊がイングランド征服を目論むことになる。

メアリーは、母親違いの妹のエリザベスとの間の確執などで、評判は必ずしも良くない。しかし不運な結婚と不幸な病気とが重なったのであり、年下のスペイン王子に惚れた中年女王と半ば嘲笑的に語られるのは気の毒だ。亡骸は、ウェストミンスター寺院で、エリザベス女王らともに眠っている。

2　太陽王のカツラと心臓

男性の長髪カツラ

小学生のとき音楽の教科書を見て驚いた人も多いだろう。一八世紀に活躍したバッハもヘンデルもハイドンも、みな女性のように髪の毛が長い。モーツァルトを主人公とした映画『アマデウス』では、登場人物のほとんどが長髪だ。晴れ舞台を前にした主人公が、カツラを帽子のようにあれこれと選ぶシーンがあり、男性のファッションであったことがうかがわれる。

西洋の王様の肖像画を見ると、一六〇〇年代の前半で髪型が変わってくる。イギリスでは、一六〇三年に即位したジェームズ一世は自然な髪型をしており、息子のチャールズ一世も少年時代は短髪だが、大人になると長くなる。フランスでは、一六一〇年まで王位にあったアンリ四世は明らかにナチュラル・ヘアで、息子のルイ一三世も、青年期までは短髪だが、やがて長髪になる。

問題はその息子のルイ一四世だ。単に長髪なだけでなく、大きく盛り上がっている。

アンチモン投与

一六五八年七月、二〇歳そこそこのルイ一四世は、フランス北東部のダンケルク周辺での戦闘(砂丘の戦い)に従軍していた。敵はフランドル地方(現在のフランス北部とベルギー西部)を統治するスペインとイギリス王党派の連合軍、味方は清教徒革命後のイギリス共和国軍である。皮肉なことに、清教徒革命で処刑されたイギリス国王チャールズ一世の妃はアンリ四世の娘、すなわちルイ一四世の大叔母だった。

そのイギリス軍の兵士でごったがえす砦を訪れたとき、ルイ一四世に悪寒が襲い、発熱して髪の毛が少しばかり抜けた。そして人事不省となり、命が危ぶまれる事態にまでなった。侍医と廷臣の間で治療法を巡って口論となったが、結局、宰相のマザラン枢機卿がほかに手はなしと断を下して、劇薬のアンチモンが投与された。

アンチモンは金属元素で、催吐剤や駆虫剤として使われていた。ルイ一四世にはサナダムシや回虫などの寄生虫がいたことが医学論文に書かれているが、アンチモンは虫下しとしてではなく、体液を整えるための催吐剤として使ったのかもしれない。

ともあれ、フランス王国にとって幸いなことに若き王様は回復した。ところが椿事が出来した。髪の毛がみな抜けてしまったのだ。一〇年前にも、幼かった王は痘瘡にかかって髪の毛が抜けたことがあったが、そのときはまた生えてきた。ところが、今度はシビアである。熱病のせいもありえるが、薬害かもしれない。アンチモンには毒性があり、体重減少や皮膚症状、それに脱毛を引き起こすのだ。もちろん、今日では薬としては用いられていない。

国家的一大事

青年ルイ一四世の頭は、後年の太陽王の尊称を先取りするがごとく、光り輝いたが、女性にはもてそうにはなくなった。王様がどこの王女と結婚するかが、当時の国際政治を左右する。つまり若きルイ一四世の毛髪喪失は国家的一大事だった。それとは別に、彼は猟色家でもある。

そこでルイ一四世は、父ルイ一三世と同じく、カツラを愛用するようになった。彼は宮廷で自らバレエを踊っていたぐらいの伊達男で、目立ちたがり屋である。だから、カツラも単なる禿げ隠しでは済まない。ファッション性を重視し、さらに一メートル五五センチの低い背丈をより大きく見せるために盛り上げた。彼の全身像では、ふさふさとしたカツラとともに、ハイヒールを履いて、すらりと足を強調している。

フランスの王様のファッションは、たちまちヨーロッパ中の宮廷に取り入れられた。さまざまにカールした髪型や色など、凝ったカツラが流行していく。かくして教科書に出てくる一七、八世紀の有名人たち、ニュートンやモリエール、ワシントンなどはみなカツラをかぶっているのだ。

華麗で偉大なルイ一四世には誰もがお目見えしたかったには違いないが、お近づきになるのは多少の我慢が必要だった。王様は臭いと言われていた。消化管が弱く、肛門周囲に瘻孔が、つまり痔瘻があった。また後年、抜歯されて上顎の歯はほとんどなくなって上顎洞との間に瘻孔ができ、下顎は虫歯だらけの歯槽膿漏で、口臭もひどかったはずだ。おかげで香水調合の技術は進み、咀嚼困難な王様も食べられるように柔らかなフランス料理が発達していくことになった。

絵に使われた心臓

ルイ一四世のひ孫のルイ一五世も、その孫のルイ一六世も、カツラを愛用していた。しかしフランス大革命が起こり、ブルボン王朝時代の権威はすべて否定され、ファッションは変わり、カツラも廃れた。王政復古後の王様であるルイ一八世もシャルル一〇世もカツラはつけていない。

革命の荒波は死んだ王様たちの体にも及んだ。丁寧に保存処理され豪華な柩に納められて、パリ北方のサン・ドニ大聖堂に眠っていた遺体が取り出され、たたき壊されて大穴の中に捨てられたりした。

ルイ一四世の遺体から取り出された心臓は、サン・ドニ大聖堂ではなく、イエズス会のサン・ポール・サン・ルイ教会に納められていた。王様や貴人は亡くなると、心臓はすぐに取り出され、別のところで保管される風習があったのだ。一七九二年八月、革命政府はこの教会を捜索し、心臓を入れた容器は溶かして貨幣を造ることにし、干からびてミイラ化した心臓はルイ一三世の心臓とともにポー・ド・サン・マルタンという風景画家に売り渡された。当時の画家は褐色の顔料として、エジプトのミイラを細かく挽いた粉末〝ミュミ〟を使っていた。オイルやアルコールで溶くと伸びが良く、鉱物顔料や植物染料では出せない素晴らしい色あいになったという。だから、革命で荒らされた教会で見つかった王侯貴族の心臓は画家たちに人気があったという。

一八一四年にナポレオンが失脚して王政復古した後、サン・マルタンは王様たちの心臓を新たな王様ルイ一八世に返した。ルイ一四世の心臓は実際に使われて一部が欠けたが、ルイ一三世の心臓は未使用のままだったという。今はサン・ドニ大聖堂の廟に納められている。

サン・マルタンは一七九三年に『カーンの風景』という絵を描いている。その中の羊飼いの深い赤褐色の衣服が、ルイ一四世の心臓によるものという。〝太陽王の心臓〟にふさわしい傑作であったならば、革命によって生まれた伝説的絵画となったはずだが、実際は退屈なつまらない絵らしい。

筆者が医学部に入学したころ、名古屋大学医学部附属病院には戦前からの荘重な外観の建物が残っていた。病棟の中庭には、直径二〇センチメートルほどの幹の二本の梅の木が植えられていた。脇には「汪兆銘氏記念の梅」とあった。

3　梅号作戦——国民党主席汪兆銘の闘病

清朝から中華民国へ

汪兆銘（号は精衛）は一八八三年に中国南部の広東省で生まれ、一九〇四年に官費留学生として日本の法政大学に入学した。当時日本に亡命していた孫文の革命思想に共鳴し、まずはその片腕として、革命政治家の波乱の人生を歩み始める。

一九一〇年、清朝摂政暗殺未遂事件で逮捕され、死刑を宣告されたが終身刑に減刑された。幸運なことに、翌年の辛亥革命で清朝が崩壊して解放され、自由になった彼は、服役中に熱心に訪れてくれていた、ペナンの華僑出身の女性革命家、陳璧君と結婚する。

一二年一月、汪兆銘起草の成立宣言で中華民国が発足したものの、中国の政情は定まらず、孫文も彼も海外に亡命せざるをえなかった。どうにか広東に国民党政府を樹立したのも束の間、二五年には孫文が亡くなってしまった。以後、国民党は汪兆銘と蒋介石のグループに分裂し、それに毛沢東の中国共産党、いくつかの地方軍閥と、中国は麻のように乱れた。合従連衡の末、三二年に汪兆銘と蒋介石は国民党政府を樹立した。

三五年一一月、対日融和路線の汪兆銘は銃撃されて三発が命中し、一発の銃弾が摘出できずに背部に留まったままとなった。三七年、日中戦争が始まり、彼は和平路線に走った。翌年には日本の近衛（文麿）政権と「中国側の満州国の承認」「日本軍の二年以内の撤兵」などを内容とする「日華協議記録」に署名し、徹底抗戦を主張する蒋介石と袂を分かった。三八年一二月に重慶を脱出し、四〇年三月には新たに南京に親日政権を樹立して、主席となった。しかし、近衛はこの間に辞任してしまう。

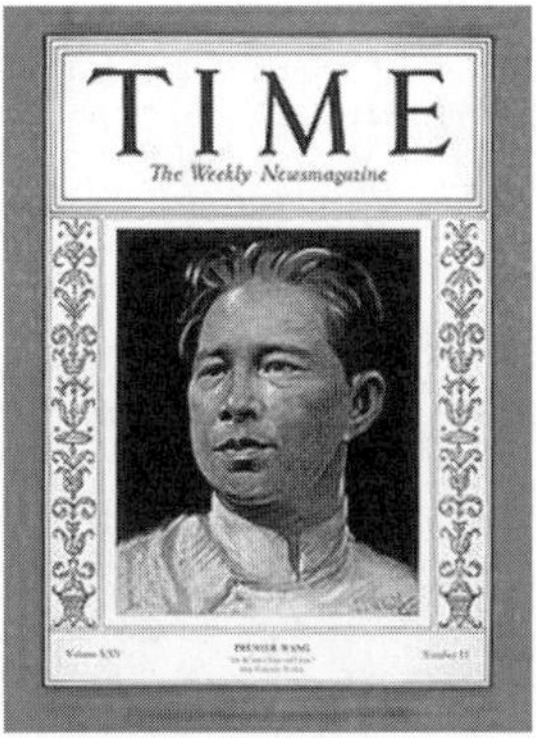

汪兆銘（1935年の『Time』誌の表紙）

手術後の運動まひ

四三年一一月末、汪兆銘夫人陳璧君に胃がんの疑いがあるとのことで、日本の東北帝国大学内科の黒川利雄教授は内視鏡検査をするべく、南京に呼ばれた。ファイバースコープはない時代なので、おそらく直達鏡による検査だっただろう。一度、その手技を見たことがあるが、仰向けに寝た患者の首を大きく後屈させ、口から胃に向けて真っすぐな細い剣のような筒を呑ませる、まさに剣呑(けんのん)な検査であった。幸い、陳璧君のがんの疑いは晴れた。

一方、夫の南京政権主席の汪兆銘は、銃弾が残っている背部が八月ごろより痛みはじめて、これも黒川教授に診察依頼があった。この時はブドウ糖負荷テストで糖尿病を確認し、食事療法を処方して、教授は帰国した。

汪兆銘の症状は悪化し、一二月一〇日には寝込んでしまい、一九日に日本陸軍の軍医の執刀で件の銃弾が第五胸椎周辺から摘出された。しかし、術後も発熱と疼痛は続き、下肢に運動まひが出現し、年明けには歩行不能となった。

四四年二月、黒川教授は再び南京に招かれ、汪兆銘主席を診察した。両足のまひは胸部脊椎骨の圧迫が原因と考えられ、名古屋帝国大学第一外科の斎藤真教授が招請された。脳神経外科黎明期の第一人者である。脊椎カリエス(脊椎の結核)の疑いで、名古屋帝国大学医学部附属医院(当時の正式名称)で治療することになり、ただちに「梅号作戦」の名の下に、医院では特別病棟の入院患者を他の病棟へ移すとともに、改装(といっても、汚れた壁を白布のテーブルクロスで覆った程度）して受け入れ態勢を整えた。梅はとりわけ汪兆銘が愛した花であったことから、彼の暗号名は梅であり、病棟は梅号病棟と呼ばれた。

秘密の入院

三月三日、午前九時五〇分に南京を飛び立った飛行機は、汪主席一行を乗せて好天の中を一気に飛び、午後四時五分に岐阜県の各務原（かかみがはら）飛行場に着陸し、六時過ぎには名古屋帝大医院に入院した。

翌日、ただちに斎藤教授の執刀で、黒川教授と、東京帝大と名古屋帝大の整形外科教授ら立ち会いの下に手術が行われた。が、なにも病変が見つからず、病因不明のまま除痛目的の手術が施された。

しかし、下肢のまひや感覚障害はよくならず、闘病生活が続いた。中国側の随員は夫人の陳璧君や中国側主治医、看護婦、秘書官、メイドに料理人など三〇人であり、日本側からは、新たに名古屋帝大第一内科の勝沼精蔵教授が主治医に加わった。主治医団は、名古屋帝大の関係各科の教授五人と、東北帝大黒川教授に東京帝大整形外科教授と、重厚な布陣である。

各科の受け持ち医たちの重圧感も相当のものだった。回診一〇分前に全員が集合し、定刻ぴったりにドアをノックして病室に入った。汪主席の身体に直接ギプス包帯を当てることが許されず、脊椎のレントゲン写真だけを頼りにギプスを作って、それを体に適合させたという。担当医は細かい病状まで見落さずに診察し、真摯な態度で治療し、中には脊髄障害により出現した多彩な異常反射の記録を後の博士論文につなげた人もいた。

血液標本

四月下旬、勝沼教授は芳賀圭五講師に、沈痛な表情で次のように血液標本の検索を命じた。

「中華民国元首である汪精衛(兆銘)主席が、下肢が動かぬので、斎藤教授がすぐに手術したが、想像したような榴弾もカリエスもまた腫瘤も発見できなかった。現在のところ病気の原因も本態も全然不明のままの状態である。私がこれから毎週一回血液標本を作るから君はそれを見ておいてくれ。……汪精衛氏の入院のことは国家機密になっているからそのつもりで。」

六月上旬、芳賀講師はプレパラートに一個だけ骨髄腫細胞と疑われる異常細胞を認めた。骨髄腫は血液の悪性腫瘍である。鏡検した勝沼教授は「私ははじめから骨髄腫ではないかと思えてならなかった」と言ったという。勝沼教授はもともと血液学が研究テーマであった。

信なき政権

五月下旬、下肢のしびれは悪化して足は完全にまひし、高熱で発汗多量となり、痩せてきた。主席は「いつ、治るか。病状はどうか」と医師に問い、「私にはやらねばならぬことがまだたくさんある。中国民衆のために、帰らなければならぬ」とつぶやいた。

中国要人の訪問は多く、「誰某が来たけれど、私の容態が悪いのか？」と疑心暗鬼にもなっていた。来訪者の中には中国共産党の使者もおり、爾後の対応を模索していたのかもしれない。

和平を結ぶつもりであった日本に対する不信感は強かった。手術後早々に見舞いに訪れた近衛前首相には、和平の条件である近衛三原則がまだ守られてないとなじり、近衛は「東条総理は約束を守る人だ」と答えたという。

その東条英機首相が七月一五日に名古屋帝大医院を訪れ、汪主席に次のように告げた。

「戦局は好転しております。早く、善隣友好の実を挙げたいものです。」

実は、すでに七月七日に絶対国防圏としていたサイパン島が陥落している。病人に対する気遣いだったかもしれないが、この期に及んで同盟国の元首に黒を白と言いくるめる言葉は、不実のそしりをまぬがれない。信なき政権は続かない。七月二二日、東条内閣は総辞職した。

汪主席の嘆きは続く。「日本は約束を守らない。平等の精神を忘れている。治ったら、南京に戻り、軍を共産党に渡して、自殺するかもしれない。」

汪兆銘の入院は秘密のはずであったが、名古屋の街では、戦時下にもかかわらず中国人たちが高額の買い物をするので、要人が滞在していると噂されていた。長期化する療養に備えて、六月下旬、陸軍の工兵が医院の庭に二五〇キロ爆弾に耐えられる防空壕を設営し、さっそく汪主席代役の兵隊を担架に乗せて、避難訓練が行われた。また、とびぬけて蒸し暑い名古屋の夏に備えて、当時としては貴重なクーラーが病室に備えられた。

多発性骨髄腫

なおも疼痛は続き、陳璧君夫人が過敏に反応するので、本人はうっかり苦痛の表情もできないほどであった。病状が好転しないいらだちと、暗殺への警戒、あるいは日本の医療への不信感からなのか、夫人は投薬や処置内容を細かく聞き、主治医団は対応にしばしば難渋したという。

八月、肋骨が腫れてきた。下旬、摘出して病理検査をすると、多数の骨髄腫細胞が確認され、主治医団は多発性骨髄腫の診断で一致した。病状の検討会で説明をした芳賀講師は、教授たちから次のような言葉をもらったという。

「日本医学の名誉に関連した問題であり、疾患の本態および病名が明らかになったということは、日本の名誉のために誠に喜ばしいことである。」

外国元首の難解な疾患を突き止めたことへの賛辞もあろうが、言外に、前年南京での銃弾摘出後の悪化が日本側の医療ミスではなかったことへの安堵感も読み取れる。

南京国民党の最後

診断は確定したが、この病気に治療のすべはなかった。疼痛が激しく、転移巣は広がり、残暑も加わって大量発汗があり、輸血や鎮痛剤の投与が行われている。

輸血は多少の改善をもたらしたが、激痛への鎮痛剤の効果は乏しかった。陸軍から届けられたペニシリンも病勢を回復するものではなかった。

秋になり、日本政府や軍の高官の見舞いが相次いだが、もはや形式的なものである。物資不足の折にもかかわらず、高価な菓子や花で病室は埋め尽くされた。

一一月八日、名古屋に空襲警報が発令された。汪主席を担架に乗せて、四階の病室からスロープを下ろし、防空壕に避難させた。このとき彼は強い悪寒を訴え、翌日には危篤状態となった。「中国に戻らねば」のうわごとを繰り返し、一一月一〇日、午後四時二〇分に永眠した。

そのとき、陳璧君は日本人医師団にもわかるように、中国語ではなく英語で夫に語りかけたという。“I told you always lie, your legs will move soon. But now I will tell you the truth, your legs will never move again.”

一九四五年八月一五日、南京にある汪兆銘墓碑は爆砕され、翌日国民党南京政府は解散した。多くの要人は漢奸の汚名の下に処刑された。陳璧君は収監され続け、一九五九年に上海藍橋監獄内の医院にて死去した。終戦時、名古屋帝大は汪兆銘関係の資料をすべて軍に差し出すように命令された。したがって、名古屋大学には、汪兆銘のカルテや標本は残されていない。

多発性骨髄腫は今もって治療が困難な悪性腫瘍であり、原因は特定されていない。汪兆銘は残留銃弾で発症したという話もあるが、巷説にすぎないようだ。それならば、戦争で負傷した兵士たちにまさに多発したはずだと、血液学が専門の堀田知光国立がん研究センター理事長は言う。

平成になって、名古屋大学病院の全面的な改築にともない、中庭も取り壊され、二本の梅は保健医学科などがある別のキャンパスに移植された。幹は太くなり、表面はやや古色を帯びはじめたものの、今もひっそりと立っている。

4　チャーチルの胸痛

ワシントンでの演説

ワシントンにあるホワイトハウスと道を隔てたエリプス(楕円)広場には、暮れになると大きなナショナル・クリスマス・ツリーが飾られ、周囲に州ごとの小ぶりなツリーが取り巻く。木々に囲まれた広大な芝生で、赤や青の光が煌々と夜空に映える。

一九四一年一二月二四日、うす暗がりの中をこの広場に集まった二万人以上の大群衆を前にして、ホワイトハウスのバルコニーからフランクリン・ルーズベルト大統領と並んで演説したのは、イギリス首相ウィンストン・チャーチルであった。

一二月七日(ハワイ時間)に日本海軍がハワイのパールハーバーを空襲した直後である。チャーチルは、これをアメリカを参戦に踏み切らせる好機と捉え、素早く行動を起こした。一二日に戦艦デューク・オブ・ヨークに乗艦し、二二日にワシントンに乗り込んだ。ルーズベルト大統領との会談で、英米一体となってのファシズムへの闘いを確認し、イギリスへの軍事援助を確実にした。二六日にはアメリカ議会で演説し、枢軸国側、なかんずく日本を厳しく非難した。

主治医の決意

翌二七日朝一〇時、チャーチルの主治医モラン卿(当時は叙爵前、本名チャールズ・ウィルソン)は市内で買い物中のところ、急遽ホワイトハウスに戻るようにと連絡を受けた。前日の大演説で首相は疲れているだろうと、その朝は様子を見ずに寝かせたままにしていたのだ。

モランの顔を見て、首相は言った。

「昨晩は暑苦しかったので、窓を開けに起きた。窓枠が固かったので力を込めたのだが、突然、息切れがして、心臓が痛くなり、左腕に痛みが広がった。すぐに治まったが、今までそんなことはなかった。どうしたんだろう? 僕の心臓は大丈夫か?」

モランが聴診器をあてると、首相の心臓は何ごともなかったかのように規則正しく打っていた。左胸の鈍い痛みだけならば、別の原因も考えられるだろうが、他の部位への痛みの広がりは狭心症の発作を疑わせる。それも左腕へ放散する痛みは疑いをさらに強める。モランは頭をフル回転させて決意した。「是非もない、腹を据えろ。何が起ころうとも、どういう結果になろうとも……。」

首相がまた訊いてきた。「僕の心臓は大丈夫かね？」

モランは答えた。「大したことはありません。働き過ぎです。」

「チャールズ（モランのこと）、僕に休めと言ってはダメだ。休めない。他に誰もできないことがある。やらなければならない。窓を開けたときに胸の筋肉を使いすぎたのだろう。心臓ではないな。」

モランはうなずき、寝ている必要はないが、何かをするときは無理をせずに人に助けを求めるようにと進言した。

この日のできごとは、チャーチルの戦時中の回顧録『第二次世界大戦』には書かれていないし、他の要人も記録していない。モランの日記にのみ記載されている。

飛行艇での帰国

翌日、チャーチル一行は夜行列車でカナダのオタワに移動して協議をこなし、半月後にまたワシントンに戻った。長旅と、多くの人たちとの会談、演説と多忙であったが、チャーチルの体には何も異変は起こらなかった。

翌一九四二年一月一六日、一行はカリブ海の英領バミューダから飛行艇で帰国した。滑走路ではなく、海面を離着水する飛行機だ。首相の健康問題を明かされていない随員は当初、侍医のモランは急ぐ必要はないだろうと、軍艦で大西洋を航海して帰るように振り分けた。首相の健康に責任を果たせないと、モランはこれに猛反発し、強引に飛行艇に同乗した。モランはチャーチルの再発作を怖れ、狭心症発作の治療薬ニトログリセリン製剤を携えていたに違いない。

霧の中を飛行した飛行艇は航路を誤り、ドイツ占領下のフランスのブルターニュ半島上空に達してしまった。急いで機種を北に向けてイギリスに向かったが、今度はイギリス空軍がドイツの爆撃機と誤認し、戦闘機がスクランブルをかけてきた。ようやく帰還すると、モランはチャーチルの心臓に何も起こらなかったことで胸をなで下ろした。

ウィンストン帰る

チャーチルはエネルギッシュな活動家で強力な自信家で、反対する者を徹底的にやっつける激情家である。マールバラ公爵家の御曹司で、将来を嘱望される政治家として若くして海軍大臣や大蔵大臣などを経験し、ほとんど人の下で働いたことがない、鼻持ちならない人物であった。それが災いして、政治家として最も働き盛りの一〇年を閣僚職とは無縁に過ごした後、第二次世界大戦勃発で一九三九年に海軍大臣に復帰したときは六五歳になろうとしていた。

軍事力を誇示するヒトラーを前にして、ぶれない対独姿勢を続けてきた彼への国民の待望感は非常に強く、艦隊に「ウィンストン帰る(Winston is back)」の信号旗がたなびいたという。

翌一九四〇年五月、ナチス・ドイツ軍の西方侵攻の事態を受けて、チェンバレン首相は辞任し、国王ジョージ六世はチャーチルに首相の大命を下した。

ドイツによる昼夜をいとわない大空襲が、首相就任直後から始まった。チャーチルは持ち前の敢闘精神で防空戦を指揮して乗り切り、イギリス侵攻を挫折させ、やっと一矢を報いた。若いころに南アフリカのボーア戦争で活躍し、第一次世界大戦時には海軍大臣を務めたので、血が騒いだに違いない。首相は文官であるはずだが、軍の作戦に細かく関与した。とりわけ海軍には思い入れが強かった。チャーチルは夜型で、昼前に起きて明け方の二時三時まで働いた。一日の終わりに海軍本部に泊まり込んでいるダドリー・パウンド

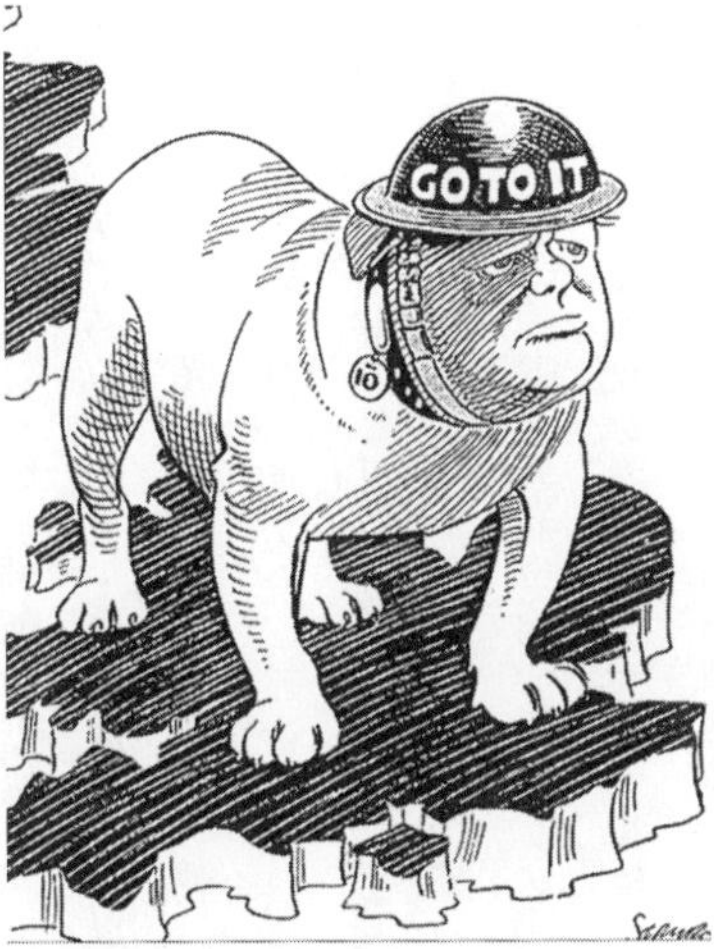

イギリスを守るチャーチル(『Daily Express』誌，1940年6月8日号)

パウンド元帥

元帥に電話をかけ、情勢判断や戦略を協議し、指示を出した。元帥は第一海軍卿、イギリス海軍のトップである。チャーチルは人並み以上のヴァイタリティの持ち主で、すぐに熟睡できた。一方パウンドは超人ではなく、軍人の朝は定刻に始業する。彼は慢性的な寝不足になってしまい、日中の居眠りが増えた。統合参謀会議議長は、「最高参謀会議では、議長の第一海軍卿欠席の方が議事はスムーズに進む。……彼をどうするかが、今や大英帝国にとっての最大の戦争だ。……会議の七五パーセントは眠っている」と日記に書いている。

パウンドの作戦上の初歩的ミスで、ソ連援助に向かう輸送船団が壊滅的打撃を受けたこともある。それでもワンマン・チャーチルはイエスマン・パウンドを評価していたし、誰も最高位の軍人の首に鈴をつけようとはしなかった。

一九四三年になって、陪席していた米英首脳の会議でちぐはぐな答えをし、翌日辞職に追い込まれ、日ならずしてパウンドは亡くなった。進行性の脳の疾患があったようで、脳腫瘍あるいは脳の血管障害と思われる。チャーチルの超人的行動力についていけなかった悲劇だ。

A型性格

チャーチルのような攻撃型性格をA型性格(血液型とは無関係な性格分類)といい、脳や心臓の血管障害を起こしやすい。だが、第二次世界大戦中の彼の健康問題は一九四三年ごろからときどき起こる上気道炎や肺炎であった。これらにはサルファ剤が有効だったし、ペニシリンの投与も受けている。モランや幕僚たちによると、チャーチルの心身の状態は一九四四年から低下したというが、脳と心臓は壊れなかった。

しかし、一九四一年一二月のモランの対応には、医師として違和感がある。西洋医学の規範「ヒポクラテスの誓い」には、「自身の能力と判断に従って、患者に利すると思う治療法を選択し、害と知る治療法を決して選択しない」という重要な一項がある。これに反している。

モランは狭心症だと診断しながら病名を告げなかったし、安静も勧めなかった。安静を命じることによってチャーチルの発病が世界中に漏れ、計り知れない影響を及ぼすことをとっさに怖れたようだ。一方で、休息を強く進言しなかったら、首相はまた発作を起こし、今度は死ぬかもしれないと、強いジレンマを感じていた。

チャーチルはイギリス軍の最高指揮官であり、彼に代わりうる人材はイギリスにいない。今、この時点で、彼の名前による命令で、生命を賭して戦っている兵士が数多くいる。首相がその職責のために、文字通り心臓が破裂してしまっても、兵士たち同様に名誉の戦死となる。モランはそう考えたのだろうか。

一九四五年七月、ベルリン郊外のポツダムで米英ソの首脳会談が開かれた。同じくA型性格のルーズベルトは四月に脳出血で亡くなっていた。そして、会談の最中にチャーチルも退場した。病気ではなく、選挙での敗北で首相の座を降りたのだ。

おそらくモランは、自分だけの秘密だったホワイトハウスでの心臓発作の再発や脳卒中が、この困難な時期に起こらなかったことに安堵したに違いない。そのとき、世界はチャーチルを必要としていたのだ。戦後、彼は再び首相の座に着いたが、在任中を含め何度か心臓発作と脳卒中を起こしている。

歴史は結果オーライである。

5　黄昏のソ連――ブレジネフと後継者たち

寝耳に水とはこのことだった。

一九六八年八月二一日、受験勉強に疲れてうたた寝していたところ、「オイ、ソ連軍がチェコスロバキアに侵攻したぞ!!」という父の声で目が覚めた。発展途上地域ならいざ知らず、ヨーロッパでもろに軍事力がふるわれたのだ。西側にあこがれるチェコスロバキア国民の思いは、〝人間の顔をした社会主義〟のスローガンによる「プラハの春」運動となり、明るい市民の顔もテレビで伝えられていたのに。時代はベトナム戦争のまっただ中であり、中東でも戦乱が絶えず、中国は文化大革命で混乱の極み、日本を含めて西側諸国は怒れる若者たちの反乱で騒然としていた。これを機に東西が真正面から軍事対決するかもしれないと、寝ぼけ頭にブレジネフ・ソ連書記長の太い眉毛を思い浮かべた。

最高指導者

レオニード・ブレジネフは一九六四年一〇月、東京オリンピックの最中に、恩義のあるニキータ・フルシチョフを失脚させ、五八歳でソ連共産党第一書記に就いて最高権力者となった。六二年のキューバ危機後、やや緩みかかった西側との関係と東側ブロックの体制を引き締めにかかり、「プラハの春」事件を機に、鉄のカーテンの向こう、東側の政治体制には西側の干渉を許さないとするブレジネフ・ドクトリンを押し出した。東西ドイツの境界線の両側で、戦車軍団や中距離核ミサイルが増強されていった。

一九七〇年代は東西ブロック間の緊張感は続いていたが、ソ連など東側でも市民生活のレベルは向上していった。食料の消費は倍増し、テレビの普及率は九割に、アルコール消費量は四倍にもなった。そしてブレジネフは最高指導者でありつづけ、つぎつぎと最高勲章を手に入れ、それに似合う服をあつらえ、外国の高級自動車を蒐集し、何軒ものダーチャ(別荘)を持って君臨していた。

死んだも同然

一九七三年、六七歳のブレジネフは軽い脳梗塞を起こした。七五年には心筋梗塞発作があり、その年のレーニン勲章授与式では、おぼつかない足取りと廻らないろれつが人目をひいた。その後は何度も脳梗塞を起こし、臨死状態から蘇生したこともあったという。最後の数年間は「死んだも同然」の状態でありながらなお、最高ポストにあり続けた。ソ連の最終意思決定者はニーナという彼の看護師だと、西側ではまことしやかに囁かれていた。

後にロシア共和国大統領になるボリス・エリツィンが、知事をしていたスヴェルドロフスク（現エカテリンブルグ）の地下鉄建設のことで訪ねたとき、ブレジネフに口述筆記させたという。「晩年のブレジネフは自分が何をし、何に署名し、何をしゃべっているのか、ほとんどわかっていなかったのだ。取り巻きのペテン師、嘘つき、詐欺師の思うままであり、それらの利権のために、多くの人々に不幸と苦しみをもたらすような文書に、意味も考えずに彼は決裁を下していたのだ、おそろしいことだ」とエリツィンは回想録に書いている。

赤い貴族

彼に死なれては困る人たちがたくさんいたようだ。「赤い貴族」、ノーメンクラツーラと呼ばれる、本来社会主義国にはあるはずがない腐敗した特権階級だ。単なる賄賂だけではなく、架空成果や粉飾業績などが横行し、巨額の金や利権が彼らのもとに集まる構造になっていた。犯罪者から没収された宝飾品も、ノーメンクラツーラに分け与えられていたという。

次のアンドロポフ時代になって、ブレジネフの娘ガリーナと取り巻きらの乱脈ぶりがつぎつぎと暴かれた。ガリーナは宝石に眼がなく、ダイヤモンド密輸にも関与していた。ソ連南部のグルジアの博物館で、気に入った国宝二点をギフトとして所望したことがある。慌てたグルジアの共産党第一書記のシェワルナゼが直接ブレジネフに抗議して断念させたという。後に最後のソ連外相となる人物だ。

ブレジネフの脳がどのような状態であったかは明らかではないが、度重なる脳や心臓の血管発作により、多発性脳梗塞でスカスカになっていたことは想像に難くない。認知症状態の最高権力者を戴きながら、政治は中心人物が見えない集団指導体制となり、責任の所在がはっきりせず、緩んだ停滞の時代と言われるようになった。外交面も八方ふさがりで、一九七九年末の必然性のはっきりしなかったアフガニスタン侵攻は泥沼戦争となり、八〇年のモスクワ・オリンピックは西側諸国によってボイコットされた。また、ポーランドなどの東欧諸国に自由化の動きが出てきた。

一九八二年一一月七日、七五歳のブレジネフは、五月に脳梗塞の再発作があったにもかかわらず、赤の広場で行われたロシア十月革命六五周年記念の軍事パレードと労働者行進を壇上から観閲した。三日後、最後の心臓発作を起こし亡くなった。

アンドロポフ

直ちに、六八歳のユーリー・アンドロポフがソ連共産党中央委員会書記長として最高指導者となった。若い時からやり手で、一九五六年のハンガリー動乱ではソ連の大使として民主化弾圧を指揮し、その後は長年KGB（国家保安委員会）議長を務めた。保守的なイメージであったが、反腐敗・汚職キャンペーンを繰り広げた。就任直後にはブレジネフ時代の閣僚を大量更迭し、ソ連の若返りを期待させた。が、すぐに彼は人前に出なくなった。その都度、風邪で欠席と公式発表されていたが、実は糖尿病による腎不全で、モスクワ西部クンツェヴォの特別治療施設に入院して人工透析を受けていた。病室で政務に深く関わったのがミハイル・ゴルバチョフである。しかし、最高指導者不在では適切な危機管理ができるはずはなく、一九八三年九月のサハリン沖でのソ連軍機による大韓航空機撃墜事件では、結果的に西側に追いまくられることになった。

チェルネンコ

一九八四年二月九日、ハンガリーの首相がイギリスのサッチャー首相に、彼は精神的には健全だと太鼓判を押してから一週間後、アンドロポフが逝去した。すぐに次の書記長が選出されたが、今度も老人だった。選ばれたコンスタンチン・チェルネンコは七二歳、長らくブレジネフの秘書の役割をしてきた人物で、改革を嫌う保守派には好都合であった。下馬評は次世代のゴルバチョフらだったので、折衷人事にソ連のみならず全世界に意外感が走った。

新書記長の最初の公務は前任者の葬儀であったが、弔辞の朗読でチェルネンコは息も絶え絶えで声が続かず、まともに読み上げられなかった。葬儀にはサッチャー首相も出席していたが、彼女は、酷寒のモスクワでの葬儀参列のために買った毛皮の裏地がついた高価なブーツが近いうちにまた役に立つと予感したという。その予感は正しかった。

イギリスのオーウェン元外相は、クレムリンでのレセプションでチェルネンコと握手しながらぜいぜいという喘鳴(ぜんめい)に気づき、新書記長は肺気腫のようだと新聞記者に漏らした。彼は神経内科医でもあったことから、その記事は世界中を巡った。肺気腫は長年の喫煙の結果、肺胞が壊れて融合し、空気中の酸素と血液中の炭酸ガスの交換がうまくできなくなって呼吸不全を起こす病気だ。呼吸不全は心不全も引き起こす。酸素供給が低下し、脳の働きも悪くなる。

チェルネンコは九歳の時から喫煙を始めたヘビースモーカーであった。政治局会議で生前のアンドロポフが「お前が部屋の中にいると空気が汚れる」と言ったほどである。

クレムリン当局の必死の隠蔽工作も空しく、息切れでまともに話せず、生気なく、ぼんやり

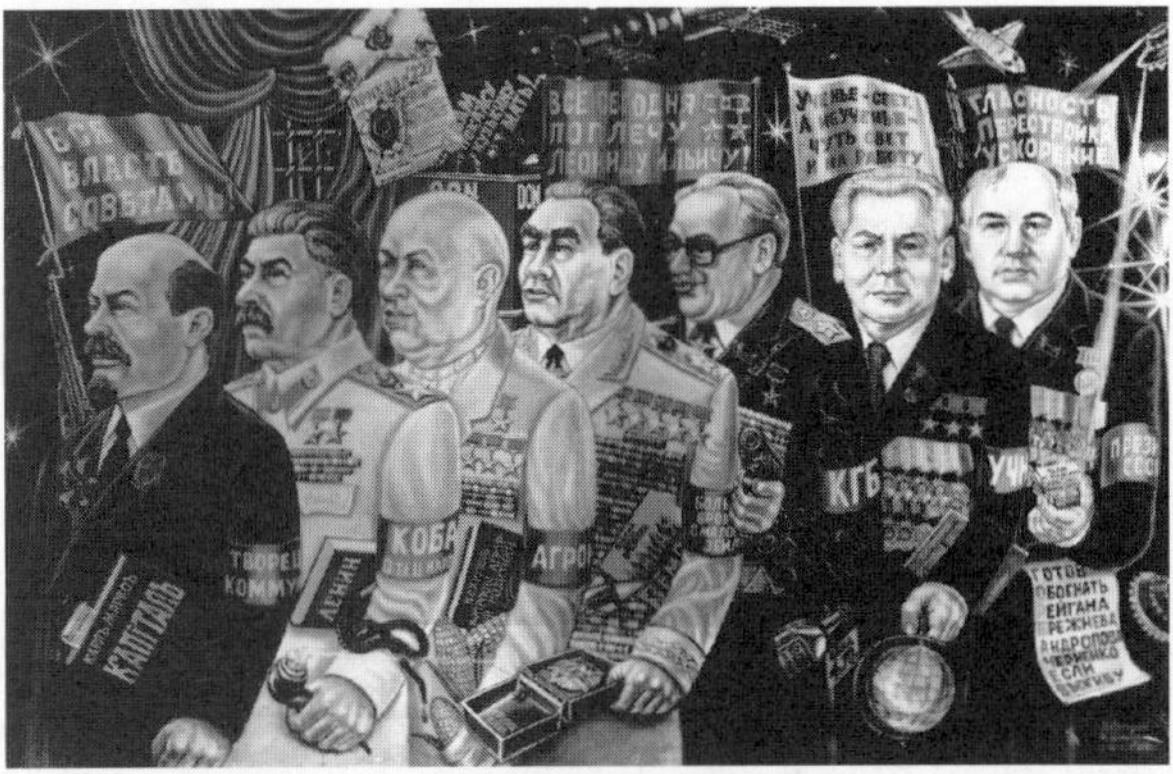

ソビエト連邦の歴代指導者

左よりレーニン，スターリン，フルシチョフ，ブレジネフ，アンドロポフ，チェルネンコ，ゴルバチョフ．アンドロポフの毛髪はやや薄く，ツルツル・フサフサ交代のパターンが続いている．

と歩く彼の姿が目にされだした。ゴルバチョフなど要人の外国訪問の突然のキャンセルや、海外にいた子どもたちの急な呼び戻しが、健康不安説に拍車をかけた。結局、夏以降は前任者と同じように病室での執務になってしまった。

翌一九八五年三月一一日にチェルネンコも死亡し、剖検で肺気腫と心不全、それと肝硬変が確認された。在任期間一三ヶ月で存在感の乏しい最高指導者だったが、たとえ息切れしながらも対米関係改善を訴え続け、レーガン政権と交渉して東西の緊張緩和(デタント)が進んだことを評価する向きもある。

ゴルバチョフ

こうして、モスクワでは二年半の間に共産党書記長の葬儀が三回続いた。かつては労働者の天国といわれ、初の人工衛星スプートニクなどの科学技術と平和攻勢、理想主義的な綱領でもって大正から昭和の若者の多くを魅了した社会主義のソビエト連邦は急速に光を失った。若くて精力的なゴルバチョフがペレストロイカ(立て直し)を合言葉に改革路線を打ち出したが、すでに時は遅く、一九九一年にソビエト連邦は解体、消滅してしまった。

死のジョーク合戦

一九八四年のある日、極東ソ連軍からモスクワに向けて「日米軍と交戦中」という通報が発せられた。それを傍受した米軍と自衛隊は警戒態勢をとったが、ソ連軍には特別の動きはなかった。後にこれは、アメリカのレーガン大統領によるラジオ・ジョークへのチェルネンコによる報復だったということがわかった。

その年の八月一一日、カリフォルニア州のラジオ局でレーガンはマイクを前に「アメリカ国民の皆さん、喜ばしいニュースがあります。無法者のロシアを永遠に葬る法案にサインしました。五分以内に爆撃を開始します」と演説した。本放送前のテストで、ジョーク好きのレーガンがスピーチ原稿の出だしをひねったのだ。放送はされなかったが、ソ連軍は警戒態勢に入り、三〇分後に解除されたという。

二人の間に、このようなことで笑い合えるような人間関係があったとは信じがたい。レーガンは在任中にはアルツハイマー病を発症していなかったというが、前段階の軽度認知障害（MCI）であり、老人で呼吸不全のチェルネンコの知的能力も十分ではなかったはずだ。一触即発の深刻なジョーク合戦で、世界は危いきざはしを歩くところだった。

6　東独ホーネッカー議長の胆石とベルリンの壁崩壊

二〇〇六年夏、ベルリン郊外のポツダムを訪れ、啓蒙君主と言われたフリードリヒ大王のサン・スーシ宮殿と、第二次世界大戦でポツダム宣言が発せられたツェツィリエンホーフを巡った。ふと見ると、郊外電車の駅脇のショッピングセンターに「回想のＤＤＲ」という横断幕がかかっている。一五年も前に消滅した共産主義の東ドイツ（ＤＤＲ、ドイツ民主共和国）を懐かしんでいたのだ。

東ドイツからの脱出

一九八〇年代、東欧諸国に民主化の気運が高まり、八八年一月のソ連のゴルバチョフ書記長によるペレストロイカの提唱は、そのうねりを一層高めていた。八九年六月には北京で天安門事件があり、日本人の耳目はそちらに向いていたが、同じころにポーランドでは共産主義政党の一党独裁体制が崩れ、複数の政党による民主主義政治へと移行した。

八月、東ドイツの市民がハンガリー経由で西ドイツへ大量に脱出したことが報じられた。そのころ、筆者は所属していた大学の医局に息苦しさを感じていたので、東側ブロックの人たちの動きに共感しながらニュースを追っていた。一一月、革ジャンパーの若者がベルリンの壁に大ハンマーを打ち付けるたびに、筆者の腕にも力が入ったものだ。

この一連の出来事の中で、長年にわたって東ドイツのトップだったホーネッカー国家評議会議長の影が薄い。書物でも、政府は情勢に対応できずに破局に至ったように書かれている。おそらく大筋はそうなのだろうが、どこかしっくりしない。

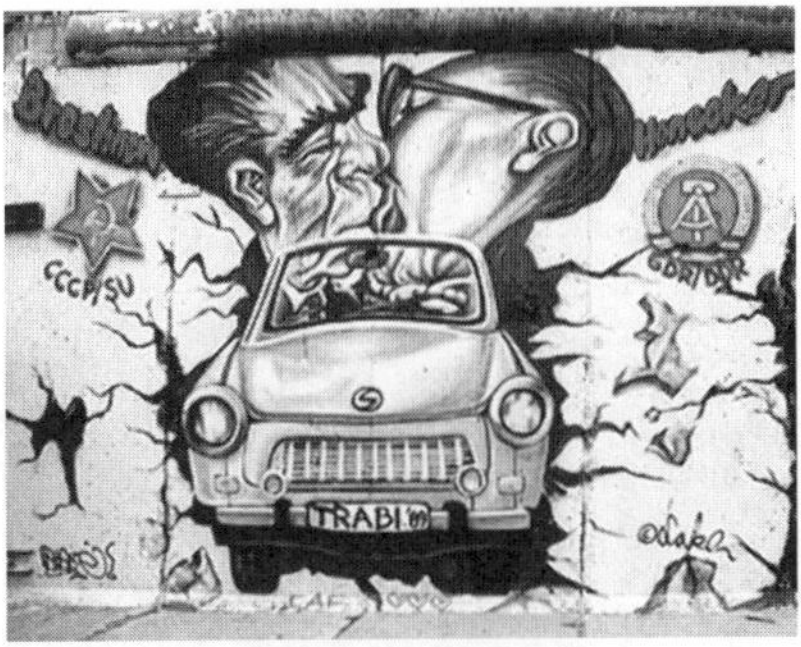

ブレジネフ(左)とホーネッカー
東ドイツ製の自動車，トラバントに乗っている．(ベルリンの壁の落書き)

ホーネッカー

一九一二年生まれのエーリッヒ・ホーネッカーは一〇代で共産党員となり、ナチス・ドイツ時代に政治犯として拘束され、一〇年の懲役を宣告されたが、敗戦の混乱に乗じて脱走した。その後は有能な若手党員として頭角を現し、一九六一年夏に東西ベルリンを隔てる壁の構築を指揮した。一九七〇年、長らく東ドイツの独裁者であったウルブリヒトを権力闘争の末、退陣に追い込んだ。

東ドイツの頂点に昇ったホーネッカーは、ソ連の顔色をうかがいながらも徐々に西ドイツとの対話路線に転じ、経済と国民生活に主眼を置く政策は成果を挙げた。東欧随一の生活水準で、「社会主義の優等生」「東ヨーロッパの日本」などと賞賛を浴びた。しかし、国内の締め付けは厳しかった。

発作と手術

一九八九年七月七日、ルーマニアの首都ブカレストでワルシャワ条約機構の首脳会議が行われた。ホーネッカーは演説を終えた後に突然腹部の疝痛発作を起こし、議論にほとんど参加できなくなった。症状は胆石の発作で、ブダペストで手術を受けることも可能であったが、ベルリンに急遽戻った。非常に暑い時期であり、疝痛の痛みを和らげるために、特別機の中でも救急車の中でも、ずっと氷嚢をお腹の上に載せて耐えていたという。

そのころ、多くの東ドイツ市民が国産自動車トラバントに乗ってハンガリーを目指した。この国は東側でいち早く、春から隣国オーストリアへの自国民の出国制限を緩和していた。だから、西側への出国ルートがあるかもしれない、行けばなんとかなると、東ドイツ市民の間に噂が流れていたのだ。

八月一一日、急性期症状が落ち着いて一時復帰したホーネッカーに、政権ナンバー2で国家評議会副議長のエゴン・クレンツが出国者数を報告し、対応策の討議を進言した。しかし「それがどうした、ベルリンの壁を築く前はもっと多かったよ」と言って彼はクレンツに休養を命じて政権中枢から遠ざけ、自分もまた療養生活に戻った。

八月一八日、ホーネッカーは手術を受けた。胆石と胆嚢が摘出され、さらに病変が波及して穿孔していた大腸の部分切除が行われた。右の腎臓にがんを疑わせる腫瘤もみられたが、体力の低下を考えて、こちらの方の手術はされなかったという。数年後ならば、開腹せず身体的負担の少ない腹腔鏡手術をしたはずだが。大腸までの病変波及は単純な胆石や胆嚢炎ではなく、悪性腫瘍をうかがわせる。事実、失脚後、彼はソ連軍の病院でがんの治療を受けている。

ホーネッカーの手術の翌日、オーストリア国境に近いハンガリーのショプロンで、

ハンガリー国境

ハプスブルグ家当主とハンガリー改革派による汎ヨーロッパ・ピクニックが行われた。国境地帯に集まっていた一〇〇〇人もの東ドイツ市民が、主催者側の挨拶が終わるか終わらないうちに雪崩を打って国境を越え始めた。多くの知識人も含まれていた。ハンガリーの警備兵もこれを阻止しようとはしなかった。

彼は、この事件の報告を集中治療室の中で聞いた。しかし、対策について口を開くことも、頭を使うこともできなかったと、自ら述べている。やっと事態が認識できるようになり、集中治療室からの電話で「ハンガリーに協定を遵守させるように連絡を取ったのか？」と当局者に聞いたという。

八月二四日、東ドイツ政府当局者の談話が発表された。ホーネッカー国家評議会議長は胆石の手術を受けたが、順調に回復している……。

拱手傍観

ショプロン事件の後も、西側への脱出を試みる東ドイツの人たちがつぎつぎとハンガリーの首都ブダペストやチェコスロバキアのプラハに押し寄せた。人々が駆け込んだ西ドイツ大使館や教会はごった返した。にもかかわらず、東ドイツ政府の動きは鈍く、拱手傍観のありさまであった。

九月一一日、ハンガリーは東の市民の西側への逃亡を防ぐ東ドイツとの間の協定を破棄した。強面ホーネッカー不在の事態に、東ドイツへの気兼ねを失くしていたのだ。

九月二〇日、ホーネッカー議長は六週間の休養から復帰したと報道された。そして、人々に健在ぶりをアピールしようとしたが、療養中に現実感を欠如したのか、高齢者の病み上がりで体力気力が萎えていたのか、当事者能力がないのは明らかであった。いや、病み上がりでなくても、長年にわたって共産主義に凝り固まった頭脳は、自由と民主化を求める民衆の願いを柔軟に取り込むことはできなかったに違いない。

九月二六日、政治局会議があったが、討議は東ドイツ建国四〇周年式典のことばかりで、大量脱出問題は取り上げられなかった。

九月三〇日、プラハから特別列車が仕立てられ、人々は西ドイツへと逃れて行った。この際の収拾策は西ドイツ主導で行われ、東の意向はほぼ無視され、列車が通過した東ドイツのドレスデンで混乱が起きている。

一〇月七日、建国四〇周年式典で、「社会主義の発展は停めることはできない」と豪語し、この期に及んでも教条主義を捨てないホーネッカーに、臨席したゴルバチョフは軽蔑の表情を示した。式典参加の東ドイツ市民は「ゴルビー助けて！」と叫んでいた。

実行されなかった武力弾圧

一〇月一〇日、ライプチヒでの一〇万人規模の反政府デモに対してホーネッカーは天安門方式、つまり武力弾圧を指示し、精鋭の空挺部隊が派遣された。が、命令は実行されなかった。逆に、時代錯誤の強硬策は、彼に対する危機意識を決定的にさせた。

一〇月一七日、政治局会議でホーネッカー国家評議会議長の解任動議が出され、追い詰められた彼は自らも賛成票を投じた。後任はクレンツであった。

一一月九日、ベルリンの壁が崩壊する。

一九九〇年一〇月三日、ドイツ民主共和国消滅。ホーネッカー、冷戦時代の責任で訴追される。

一九九一年三月三一日、ホーネッカー、ソ連に亡命。

同年一二月二五日、ソ連崩壊。

一九九二年七月二九日、ホーネッカー、ドイツへ送還。

一九九三年、ホーネッカー、がん罹患を理由に免訴され、娘がいるチリに出国。

一九九四年五月二九日、エーリッヒ・ホーネッカー、亡命先のチリ、サンチャゴで悪性腫瘍にて死去。八一歳。

当初は西側諸国は、おそらく西ドイツすらも、急速な東ドイツの崩壊を望んでおらず、もっと緩やかなシナリオ、例えば東西の国家連合からの再統一を描いていたようだ。それが、ホーネッカーの胆石発作によって怒濤の展開となった。多くの場合、トップの当事者能力喪失は組織の危機管理能力弱体化を意味する。しかしこの場合、危機に際して国家の運命を決めるべき立場の人が入院し、当事者となりえなかったことがむしろ幸いしたようだ。

第Ⅲ部　感染症今昔物語

1 仏教伝来と疫病

二〇一四年、エボラ出血熱がアフリカで猖獗を極めつつある。致死率が五〇〜八〇パーセントと非常に高く、治療法がない。流行地のコンゴでは、この病は魔法によって起こったとし、魔女と目された四人の教師が石打で殺されたという。古来、得体の知れない疫病が大流行するとき、人々は祟りと恐れおののき、ときには内乱や戦争になった。大陸から日本に渡来したのは仏教や文化だけではない。人とともに疫病が到来し、古代日本の歴史に大きな影を及ぼした。

疫病は神仏の祟り

わが国に疫病が流行した最初の記録は、『日本書紀』の崇神(すじん)天皇の五年の記述である。神武天皇から数えて第一〇代、三世紀から四世紀初めにかけて実在した大王とも考えられている。この年、国内に疫病が多く、民衆の死亡するものは半ば以上に及ぶほどであった。死者多数で社会不安が起こったのだろう、流離する百姓や反逆者が多数できて、徳を以って国を治めることができなくなった。いろいろな神様を祀ったが、疫病も社会不安も収まらず悩んでいるとき、天皇の夢に貴人が現れた。自らを大物主命(おおものぬしのみこと)と名乗り、疫病が起こるのは自分の意思によるところだ、自分を祀れと告げた。言われる通りにし、さらに八百万（やおよろず）の神を祀ると、ここで疫病ははじめて収まり、国内も治まって、五穀豊穣となった。このとき大物主命を祀ったのが、奈良県桜井市にある大神（おおみわ）神社である。

百済からの仏像

それから少なくとも二〇〇年以上は経過した欽明天皇の一三年（西暦五五二年）、百済の聖王の使者が、金銅の釈迦仏一体と経論数巻などを朝廷に献じ、諸法の中で仏教は最も優れた法で、無量無辺の福徳果報を生じる云々と、仏教の功徳を述べた。それを聞いて欣喜雀躍した天皇は、「これを敬うべきや否や」と群臣に問うた。

大陸からの渡来系の人々と関係が深い蘇我稲目（そがのいなめ）は、西の外国がみな敬っているからと賛成した。他方、元々が大和朝廷に仕える武門である物部尾輿（もののべのおこし）と、神事を司っていた中臣氏の長が、「日本には古来の多くの神々がいる。ここでよその国の神（仏）を拝むと、わが国の神がお怒りになる」と反

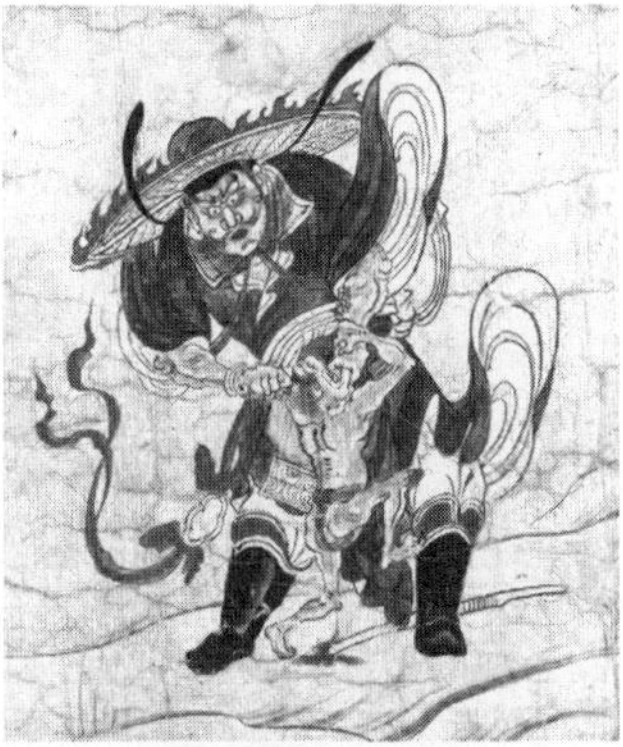

疫病退散の神，鍾馗
平安～鎌倉時代の辟邪絵.（奈良国立博物館蔵）

対した。天皇はとりあえず、稲目に仏像を与えた。

その後、国中に疫病が流行し、多くの若い人が死んでしまった。物部と中臣は仏像を捨てよと進言し、天皇もそれを認めた。仏像は堀に投げ込まれ、寺は焼かれた。

このときに仏像と一緒に渡来した疫病が何であったかはわからない。若い人が死んだということは、年長者はすでに免疫があったとも考えられる。この時代、大和朝廷は朝鮮半島の任那を植民地にしており、高句麗や新羅、百済などの半島国家間の争いにも関与していた。人の往来は多かったはずで、この疫病が以前にも渡来していたとしても不思議はない。

しかし、神道の完勝ではなかったようだ。仏像を捨てると、風もないのに宮殿が炎上してしまった。後味が悪かったのだろう、天皇は海の中で輝いていた樟の木から二体の仏像を彫らせて祀らせた。

蘇我氏対物部氏

さらに時間が経って、欽明天皇の皇子である敏達天皇の一四年（五八五年）、蘇我氏の当主は稲目の子、馬子（うまこ）であり、前年に渡来した仏像二体を密かに三人の尼に祀らせていた。二月二四日、馬子が疱瘡（天然痘）を発病した。卜（うらない）をさせると、「父の祀った仏に祟られている」と出た。使いを出して天皇に奏上し、仏像礼拝の許可を得た。

しかし国中に広がった疫病は治まらず、三月一日、物部と中臣の長たちが宮殿に押し掛け、「欽明帝から陛下の御代に至るまで、疫病の流行は蘇我氏が仏法を広めたからに相違ありません」と天皇に奏上した。天皇も「これは明白である、さっそく仏法を止めよ」と詔を出された。そこで物部の長守屋（もりや）は、寺を壊し仏像を捨て、三人の尼の法衣を剥いで裸にしてむち打ちの刑にした。

ところが、このときもこれで終りではなかった。あろうことか、天皇と守屋が痘瘡に罹ってしまったのだ。今度は崇仏派からのリベンジ・キャンペーンが始まった。疫病は仏像を焼いた仏罰だと。

六月、蘇我馬子が、病床に伏せっている天皇に願い出て、彼限りという条件で仏像崇拝の許しを得、尼を返してもらって、寺を再建した。

八月一五日、敏達天皇崩御。弔いの席で、蘇我と物部の長たちは、互いに相手の立ち居振る舞いをあざけり笑い、敵対がさらに深まった。

九月、敏達天皇の弟の用明天皇が即位したが、翌々年四月二日、痘瘡を発症した。天皇は、仏・法・僧に帰依すると群臣に言い、再び蘇我と物部が舌戦を繰り広げた。が、仏の功徳はなく、九日に天皇は崩御された。

後に残されたのは両氏の鋭い対立で、皇位を巡る皇子たちの諍いもあって、やがて戦火を交える内乱となり、ついには蘇我氏が物部氏を滅ぼし、崇仏派が勝利した。このとき、蘇我氏側の陣にいた厩戸（うまやど）皇子（聖徳太子）は、味方が不利とみるや四天王の像を彫り、勝利の暁には寺院を寄進する誓いを立てたという。乱の後、厩戸皇子は四天王寺を造り、次いで法隆寺を建立し、やがて仏教が日本の社会に根ざしていった。

藤原四兄弟の死

物部氏とともに崇仏に反対した中臣氏は、滅亡こそしなかったが、しばらくは没落貴族として過ごす。しかし、六四五年の大化改新では中臣鎌足が中心となって蘇我氏を滅亡させ、政権中枢に返り咲いた。鎌足の息子の藤原不比等は、律令政治を整え、娘の宮子は文武天皇の后となって聖武天皇を産む。不比等の四人の男子はみな大臣や参議などの顕官となり、対立する皇族の長屋王を自殺に追い込み、妹の光明子を聖武天皇の皇后に送り込んで、栄華の絶頂にあるかに見えた。

天平七年（七三五年）八月、聖武天皇は、大宰府管内で痘瘡で死亡する者が多いと聞き、諸寺に祈禱を命じた。疫病で苦しむ人に米や薬を配るように指示し、税の徴収を免除した。秋になって罪人の大赦も行った。

天平九年正月、前年の四月に送り出した遣新羅使が戻ってきたが、大使は帰国途中に対馬で死亡し、副使も疫病に罹患していて入京が許されなかった。感染したのが新羅か途中の太宰府かは不明だが、疫病は西方から都の近くまでやってきていた。

三月二八日、病気が治ったのであろう、遣新羅使一行四〇人が参内し、天皇に拝謁した。

四月一七日、藤原四兄弟の次男、参議民部卿の房前（ふささき）が疫病で薨じた。五六歳。疱瘡のウィルスが体内に入って発症するまでの潜伏期間は二週間内外なので、遣新羅使一行の誰かからウィルスをもらった可能性がある。

五月一日に日蝕があった。当時、日蝕や月蝕は禍の兆と怖れられていた。干ばつもあり、都の路傍が死屍累々となったことは想像に難くない。天皇は救済と祈禱に必死だった。が、「百官の官人、疫を患う」の有様で、六月一日には朝廷での政務が停止した。公家や皇族もつぎつぎと疫病の犠牲となっている。

七月一三日、藤原四兄弟の四男、参議兵部卿の麻呂が薨去。四二歳。

七月二五日、長男、右大臣の武智麻呂薨去。五七歳。

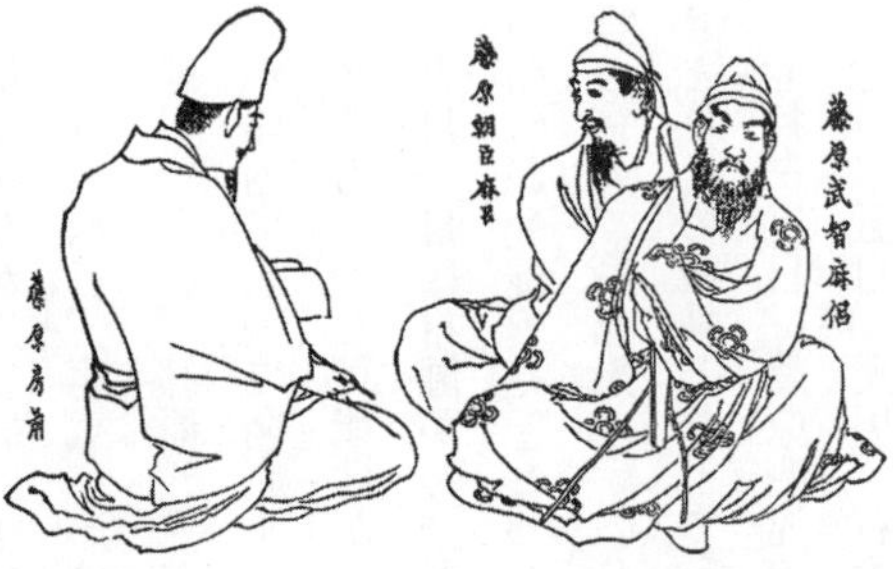

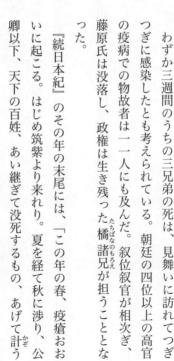

藤原房前，麻呂，武智麻呂（菊池容斎『前賢故実』より）

八月五日、三男、参議式部卿兼太宰権帥の宇合（うまかい）薨去。四三歳。

わずか三週間のうちの三兄弟の死は、見舞いに訪れてつぎつぎに感染したとも考えられている。朝廷の四位以上の高官の疫病での物故者は一一人にも及んだ。叙位叙官が相次ぎ、藤原氏は没落し、政権は生き残った橘諸兄（たちばなのもろえ）が担うこととなった。

『続日本紀』のその年の末尾には、「この年の春、疫瘡おおいに起こる。はじめ筑紫より来れり。夏を経て秋に渉り、公卿以下、天下の百姓、あい継ぎて没死するもの、あげて計う（かぞう）べからず。近代よりこのかた、いまだこれ有らざるなり」と結ばれている。

東大寺建立

藤原宇合の子、広嗣（ひろつぐ）の乱が平定された直後の天平一二年（七四〇年）一〇月、死臭が染み付いた平城京を嫌ってか、聖武天皇は伊賀や伊勢方面にさすらいの旅に出た。もちろん、皇后と百官を引き連れてである。翌年、現在の京都府の南部の恭仁京に、そして紫香楽の宮、難波の宮へと遷都を繰り返し、天平一七年に平城京に戻った。

疫病の年、天平九年一一月に諸国の神社を修繕させたのを皮切りに、聖武天皇は、一二年には国ごとに七重の塔を建てさせ、一三年には「国分寺建立の詔」を出し、各国に国分寺と国分尼寺を建立させた。そして一五年、極めつけに、財政と民情を顧みることなく、東大寺建立と盧舎那仏(大仏)の造営へと進んでいく。

2　百万遍と黒死病

京都大学の吉田キャンパスにほど近い百万遍交差点から、やや東に行ったところに知恩寺という古刹がある。百万遍のいわれのある寺である。人気の少ない本堂に座り、念仏に使う大きな数珠を観ながら、かつて世界を席巻した疫病のことを考えた。

百万遍念仏

鎌倉時代末期の一三三一年、時の帝は後醍醐天皇であった。七月に京都で大地震があり、次いで豪雨で山崩れや洪水が起き、庶民は苦しんだ。追い打ちをかけるように疫病が発生し、死屍累々たる有様となった。天皇はいたく心を痛めて、八月に年号を元徳から元弘に改元した。そして知恩寺の空円上人に勅命を下し、疫病退散を祈禱せしめたところ、その百万遍念仏の修法によって疫病は鎮まった。それで、この寺を百万遍という。

実は、この年の五月に後醍醐天皇による鎌倉幕府倒幕のはかりごとが発覚し、疫病流行の最中であったはずの九月には、天皇は京都府南方の笠置山に逃れ、呼応して楠木正成が河内の赤坂城で挙兵している。『太平記』に記される南北朝時代の幕が切って落とされたのだ。

以降、京都は動乱の渦に何度も巻き込まれ、公家や僧侶による日記や記録はほとんど残されていないという。したがって、この疫病の症状や、地域的な広がり、犠牲者の数などははっきりせず、ただ百万遍念仏の言い伝えだけが残っている。

同じ年、中国はモンゴルによる征服王朝、元の至順二年に当たる。歴史学者マクニールによれば、モンゴル草原のすぐ南に隣接する河北省に悪疫が出現し、人口の九〇パーセントが死亡した。現在の北京などが含まれる地域だ。

モンゴル帝国のペスト流行

同時期のアラブ人の歴史学者は、「イランから馬で六ヶ月の距離にある場所で、……原因もはっきりしないまま、夏と冬の宿営地で三〇〇部族が消滅した。一六人の王子たちが死んだばかりか、大カーン(皇帝)と六人の息子たちも命を落とした。この疫病で中国の人口が減少した」と書き残している。夏の宿営地とは内モンゴル(現、中華人民共和国内モンゴル自治区)の上都、冬のそれはそこから二七〇キロメートル南方の大都、つまり北京のことである。その翌年には、元寇の主導者クビライの孫で大カーンのトク・テルムが二九歳の若さで崩御し、続いて彼の後継者や政権の有力者が瞬く間に亡くなってしまっている。

一三三四年、上海南方の浙江省で疫病により五〇〇万人が死亡した。西の中央アジア、キルギスの墓地では、一三三八年と三九年が没年の墓が急増しており、カザフスタンのイリ河渓谷では猛烈な疫病が記録されている。

それらの噂は西欧にも伝わっていたようだ。イタリアのピアチェンツァの公証人は、「世界のはて、東方のタタイ(中国)で恐ろしい徴しがあらわれている」と記録している。この時代は、チンギス・カーンの子孫たちによって、ユーラシア一帯にわたる国家連合ができていて、東西の通商や交流が盛んになっていた。噂だけではなく、疫病もどんどん西に向かって広がっていった。

ヨーロッパの黒死病

一三四七年、黒海沿岸クリミア半島にあるジェノヴァの植民都市カッファをモンゴル軍が取り囲んだ。疫病が蔓延したため撤退となったが、その間際に疫病患者の死体を「キリスト教徒に禍あれ」とカタパルト(投石機)で市内に投げ入れ、疫病を流行させた。中世の細菌戦であり、まさにバイオテロそのものであった。カッファからの脱出者が地中海各地の寄港地に疫病を振りまき、ヨーロッパ一帯に大流行した。同じころ、同じ病気がイスラム世界やインドをも襲った。

この疫病の流行の様子や症状は、ボッカチオによる『デカメロン』の描写が有名だが、それ以外にもヨーロッパの医師たちによって記録されている。リンパ節が腫れ、黒く変色して死ぬので、黒死病と言われた。記録されている症状からいって、ペスト菌による感染症、すなわちペストとみてまちがいなく、犠牲者の歯髄からのサンプルのDNA解析でも、それが裏づけられている。黒死病は四年間猛威を振るい、人口を四分の一から三分の一も減少させ、さらには風土病と化し、その後も四〇〇年以上にわたって大流行を繰り返した。

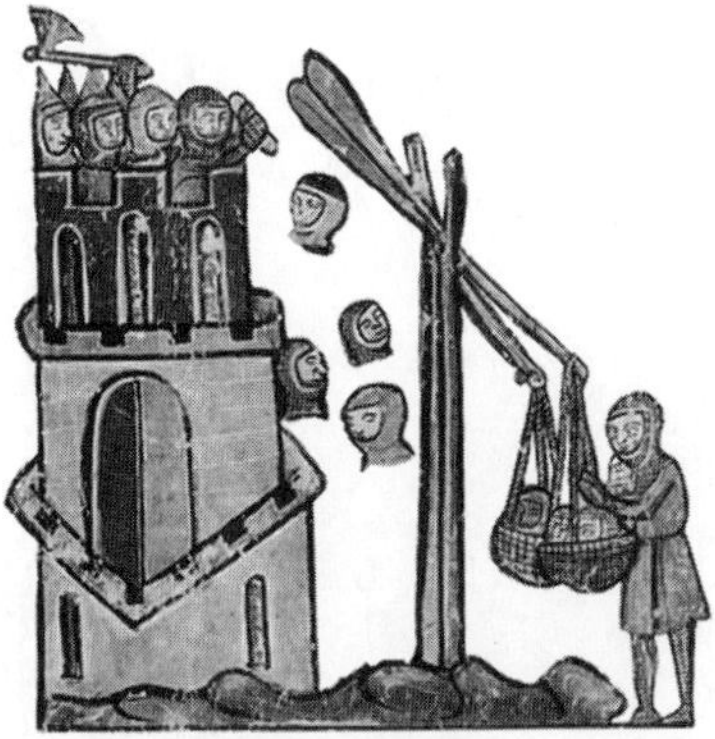

中世の細菌戦
疫病患者の死体の首を城内に投げ込んでいる.

中国でも、一三三〇年代より疫病の大流行が繰り返され、人口が激減した。モンゴル侵攻前の一二〇〇年には一億二三〇〇万人であったが、元が北方のモンゴルの故地に去った後の一三九三年には六五〇〇万人に半減している。征服王朝の暴政や一次的な災害による減少ではなく、疫病という生物学的要因で、人間の大量死が続いたのだ。そのため、元々少数であったモンゴル人支配者たちはさらに数が減り、圧倒的な絶対多数であった漢民族の反乱になす術なく大都を明け渡し、かくして明王朝に交代した。

チンギス・カーンとその子孫によるユーラシア大陸でのモンゴル帝国の成立、それによるグローバリゼーションをマクロに動かしたのは、人的要素以上に、病気などの自然現象だったのだ。

草原のネズミ

チンギス・カーンたちが駈け廻ったであろう内モンゴルの草原を訪れたことがある。見渡す限りの草の海は、単調で文物にも乏しく、遺跡すらない。

その草の間を褐色のネズミが走るのが、馬の上から目についた。この辺りにはスナネズミ(ジャービル)という、脳卒中の実験に使われるネズミがおり、さらに奥地にはタルバガンというジリスが住んでいる。彼らと彼らに巣食うノミがペスト菌の運び屋である。

かつてのモンゴル帝国の中心地であった、満州からモンゴル、ゴビ砂漠、カスピ海に至る中央アジアは、実は現在でもペストの汚染地帯である。元来、ペスト菌は中央アジアには存在せず、一三世紀中ごろにモンゴル軍が本来の汚染地域である雲南地方やビルマに侵攻した後に、北方に広がったという。おそらく、ビルマのネズミないしはノミが、戦利品や軍需品にまぎれて運ばれたのであろう。

疑わしい事例がある。一二五九年の八月、クビライの兄で、その侵攻軍を束ねていたモンケが、〝ヴァバー〟(疫病を意味する)で四川省で突然亡くなっている。ペストの可能性がある。

しかしこのときは、ペスト菌は人に流行しなかったらしい。主にネズミやタルバガンなどに広がったようだ。この地域から、南方の中国本土と西方の中央アジア、さらにはヨーロッパに向かって疫病が大流行したのは、それから半世紀以上経ってからである。動物界から人間界にペスト菌が侵入してきたのである。

もちろん、ペスト菌は齧歯(げっし)類にも病原性がある。アルベール・カミュの小説『ペスト』でも、流行の前にネズミがたくさん死んだことが書かれている。ネズミの死体から離れたノミが、別のネズミやヒトを刺してペスト菌が広まっていく。しかし、ネズミがみな死んでしまうのなら、やがて保菌動物もいなくなるのだから、ペスト菌も消滅するはずである。ところがそうでもない。同じ種類の動物でもペスト菌に対する感受性が違い、感染しても発症しない個体もかなりいるらしい。

ペストで死なない人

中央アジアのタルバガンは山に住むビーバーのような動物で、今日でも死んだタルバガンを拾ってペストに感染した人の例が報道される。内モンゴルの草原でガイドに聞いてみた。「タルバガンは動作は素早くありません。美味しいのですが、恐ろしい病気があります。ひとたびペスト患者が発生すると、その地域は封鎖されて、交通は遮断されます。」

タルバガンの血液型はウマとウサギの血清への反応で分類されており、ウサギにのみ反応するタルバガンはペスト菌の毒素に対して最も抵抗性が強く、最も弱いタイプの一〇〇万倍も抵抗力がある。ペストに最も弱いタイプのタルバガンの割合が半分以上に増えると、動物たちにペストが流行し始めるという。

人間の場合、何も治療をしないと、感染者の五〇〜六〇パーセントが死亡する。逆に言えば、ペストで死なない人もいるということである。タルバガンのように、各種の血液型やさまざまな遺伝的体質の中には、ペスト流行を生き残ってきた祖先からの賜物もあるのかもしれない。

日本にペストは来たか?

一四世紀の初めまでの世界は、気候も温暖で人口も増えてきて、それなりに繁栄していた。都市や村落を結ぶ交易路ができ、各地にネズミが集まりやすい穀物集積場があり、そこを拠点にしてペストが広まっていく。だから、人口密度が低い中央アジアでも、飛び石伝いにこの疫病は伝わっていった。人口が密集した都市や村落ができていた中国やヨーロッパにペストが侵入すると、瞬く間にネズミとノミを介して広がり、また、人から人へも伝染して、大量死をもたらした。インドや中近東も例外ではなかった。

だが、日本にだけはペストを思わせる疫病のはっきりした記録はない。しかし、百万遍念仏の故事の年と、中国の河北省での疫病流行の年が同じ一三三一年であることは暗示的である。当時の日本と中国大陸とは、今と同じく政冷経熱で、元寇による政権間の対立はあっても、交易は江戸時代以前では最も活発であったという。都市化も不十分で、貨幣経済が行き渡らず、流通路も未発達だった日本では、ペストが入って来ていても、局地的な流行で済んでしまったのかもしれない。

3 ペスト患者たちを見舞うナポレオン

ナポレオンは自分の栄光のハイライトを画家に描かせた。ダヴィッドによる『皇帝ナポレオン一世と皇后ジョゼフィーヌの戴冠式』や『アルプスを越えるナポレオン』などがそれだ。そのような中にアントワーヌ・ジャン・グロの『ヤッファのペスト患者たちを見舞うナポレオン』という絵がある。ヤッファは現在のテルアビブである。オリエント風の建物の中で、半裸の病人たちが何人も横たわったりうずくまったりしている。亡くなっている人もいる。現地人とおぼしいゆったりした服の人が治療や看護をしているようだ。悪臭が漂っているためか、それとも凄惨な状況に恐れおののいたためか、ナポレオンの後ろに立つ士官は鼻を覆っている。かろうじて支えられて立っている一人に、ナポレオンが手を差し伸べて胸に触れている。ロイヤルタッチの仕草だ。王様が患者に触れて神秘力で治すという治療行為だが、この時点では彼は皇帝ではない。

パリ北方シャンティイの瀟洒な古城にあるコンデ美術館に、その下絵が飾られている。おそらくナポレオンがまず最初に目にしたものだ。そのとき、彼の胸中に何が去来していただろうか。

エジプト遠征

一七九八年五月、フランス共和国の将軍ナポレオン・ボナパルトは、敵対するイギリスの勢力を削ぐべく、総裁政府に進言して五万人の兵でエジプトに遠征した。イギリスと、その富の源であるインドとの中継を遮断するためだ。遠征当初ナポレオンは、「諸君、ピラミッドの上から四〇〇〇年の歴史が君たちを見ている」と将兵の士気を鼓舞してエジプトのマムルーク軍団を一方的に撃破したものの、灼熱の地ですぐに兵士たちは喘ぎはじめた。八月のナイルの海戦ではネルソン提督のイギリス艦隊に敗れ、本国からの補給も途絶えて、常勝将軍に破竹の勢いはなくなっていた。

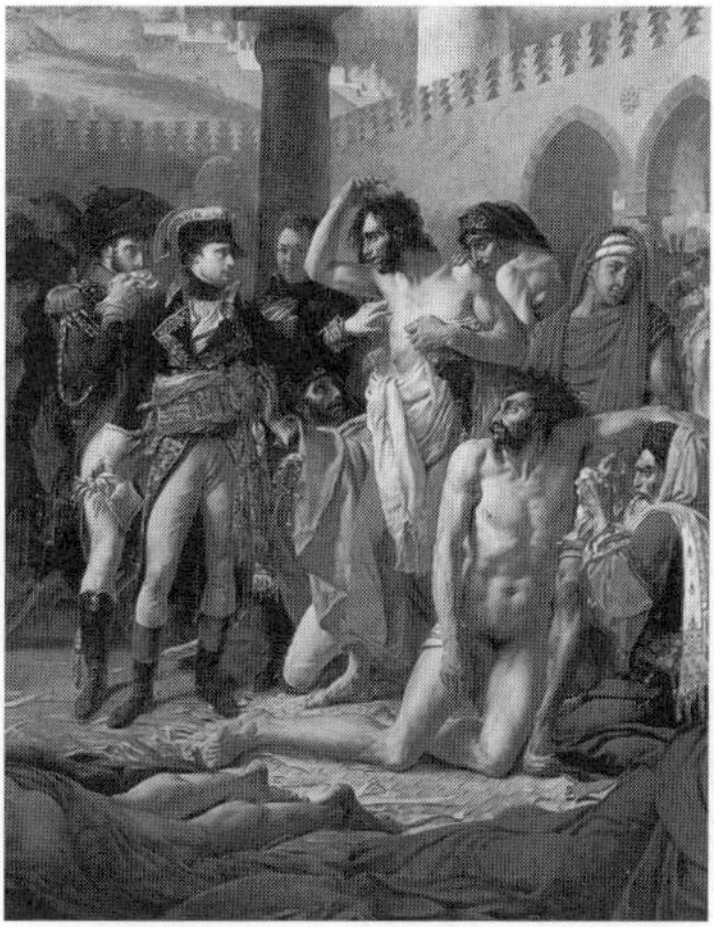

『ヤッファのペスト患者たちを見舞うナポレオン』
アントワーヌ・ジャン・グロ画.（ルーブル美術館蔵，部分）

ナポレオン軍の上陸当初から、人口が密集して衛生状態が悪い地区で、現地人の間に散発的にペストが発生していた。秋にはフランス人の間にも患者が見られるようになり、一二月にはアレクサンドリア進駐フランス軍の一三〇人の命が奪われるほどになった。高い死亡率だが、まだ細菌の存在もノミの媒介も知られておらず、全身にオリーブオイルを塗布しての発汗促進が治療法という時代なので、感染を怖れて治療を拒否する医者も出てきた。

年が明けた一七九九年一月八日のこととして、ナポレオンは次のように回想記に記している（『ナポレオン自伝』）。

「市民ポワイエ、外科医、意気地なしで、伝染病に冒されたと推定される病人と接触した負傷者を救うのを拒んだこの者は、フランス市民たる資格に値しない。女装の上、ロバに乗せアレクサンドリア市中引き回しのこと。背中に次のような張り紙をつける。「フランス市民に値せず、この者は死ぬことを怖れている。」その後投獄、可及的速やかに本国に送還せよ。」

このとき、遠征について来たある大佐夫人が、ナポレオンが女性の服を卑怯者のシンボルとしたことに激怒したと、軍医長のデジュネットが回想している（『ナポレオンのエジプト』）。

軍を襲うペスト

二月、ナポレオンはパレスティナやシリアめがけて進軍を開始した。革命後にフランス人は宗教を否定したといえども、彼らに流れる十字軍の先祖の血が沸き立って、聖地回復を目指したのかもしれない。オスマン・トルコは当時すでに弱体化してはいたが、イギリスと手を組み、ナポレオンの進軍を阻んだ。両軍はパレスティナで膠着状態となり、戦闘と残虐行為が繰り返され、そこにペストが忍び込んだ。ヤッファの病院には、つぎつぎと病んだ兵士が送り込まれるようになった。一日に三〇人の割合で、最終的には七〇〇人が死に、戦闘での死者を上回った。兵士の動揺を抑えるため、ナポレオンは病院を訪れ、その情景を後にグロが描いたのだ。

結局、フランス軍はパレスティナ、シリア方面への進攻をあきらめ、エジプトに撤退することになった。五月二八日、ヤッファでのナポレオンの回想。

「わが軍には一四、五名のペスト患者がいた。本官は医師会議を招集したが、患者は二四時間と生きながらえないということであった。それで本官は、彼らをトルコ兵の中に置き去りにするよりは、むしろ待つことにした。トルコ兵たちは彼らの鼻や耳をそぐであろうから。……軍が出発したときは彼らは死に瀕していた。」

彼は患者を安楽死させるように命令し、実際にアヘンを与えて置き去りにしたペスト患者は少なくとも数十人と言われている。ところが生存者の口から何がなされたかが世界中に流れ、ナポレオンの評判は下がった。

戻ったカイロでも病院はペスト患者であふれ、兵士にも多くの死者が出た。恐怖がフランス軍の中に広まり、軍団司令部は動揺を鎮めることに躍起となった。軍医長は伝染性疾患を否定するために、ペスト患者の腫脹したリンパ節の膿を自分の体に植え付けたが、すでに免疫があったのか、ペスト抵抗性の体質のためか、幸いにも彼は発症しなかった。

帰還を決意

一七九九年八月、ナポレオンはイギリス軍との捕虜交換の際に渡された新聞で、パリの政局混乱やイタリア戦線敗北を知り、乾坤一擲の賭けに出た。八月二三日、側近とわずかな兵だけを連れ、二万人の兵士を置き去りにして船でアレクサンドリアを後にした。後を託されたクレベール将軍は、ナポレオンの出航後に初めて知ったほどの独断専行の秘密行動であった。船の向かった先はモナコ沖のコルシカ島で、ナポレオン自身の故郷でもある。数日の休息の後、一〇月九日に南仏の小さな港フレジュスに上陸した。

ナポレオンのエジプトからの帰還は、軍法上では重罪の敵前逃亡である。後事を託すナポレオンの手紙を渡されたクレベールは怒り狂った。それには、ペストが最も恐るべき敵の一つであること、年内にこれによって兵士が一五〇〇人死亡するならば、和議と撤退はやむをえないことなどまで書かれていた。泥沼の戦線で奮闘し続けたクレベールは暗殺され、一八〇一年にエジプト遠征軍がイギリス軍に降伏したときは、当初の五万人の兵士は一万五〇〇〇人に減っていた。

検疫逃れ

この帰還は公衆衛生上の問題もはらんでいた。『ナポレオン自伝』には、エジプトを脱出してからフレジュスに上陸するまでの経緯が何も書かれていない。記録に残したくなかったのだ。彼がペスト流行地のエジプトからフランス本土に直接向かわなかったのは、検疫逃れのためであった。

一四世紀中ごろにヨーロッパを襲った黒死病(ペスト)は人口の四分の一の命を奪った凄まじいものであり、黒海方面から戦乱の難を逃れて来た船が、地中海の港々に黒死病を振りまいてしまった。それ以降、ヴェネツィアに端を発して検疫の制度ができた。繋留検疫の期間は当初は三〇日であったが、それでは不十分ということで、後に四〇日(イタリア語で quaranta giorni)に延長され、これが英語での検疫 quarantine の語源となった。

ちなみに、港だけでなく内陸部においても、疫病の流行地は周囲から町ごと隔離されたようだ。シェイクスピアの戯曲『ロミオとジュリエット』は、ジュリエットからの偽の毒薬を飲んだ旨の手紙がロミオに届かなかったことによる行き違いで悲劇となるのだが、手紙を託された修道僧ジョンは次のように言い訳している。「掟に従い、同門の修道僧を道連れにしようと思い、それがこの町の病人を見舞っている所を探し当てましたが、町の検疫官から、両人とも伝染病(pestilence)患者の家にいたとの疑いをかけられ、その家の戸という戸に封印をされ、一歩も外へは出して貰えず、マンテュアへ急ぐべき使いもついに足止めを食ってしまいました。」(福田恆存訳)

本来なら、ナポレオンはマルセイユから堂々と帰国するべきであったが、この地は中世黒死病のフランスへの上陸地点で、一八世紀になってからもペストが大流行したことがあり、この病気には神経質な土地柄である。流行地のエジプトにいる遠征軍の兵士からの手紙はマルセイユを経由するのだが、消毒のためにすべて酢につけたので、家族のもとにやっと届いたときは、みな読めなくなっていた。

足止めを嫌った彼はまずコルシカに寄港した。ここでは郷土の偉人ということで、検疫規則はうやむやとなった。フランス本土への帰港に際しては、エジプトからではなくコルシカ島からの船ということになった。そして検疫が厳重な大きな港ではなく、寒村のフレジュスに上陸し、四〇日間の繋留検疫を免れた。

「ナポレオン帰る」の報は、行き詰まっていた共和国の救世主として国民から大歓迎された。エジプト脱出を咎める政治家は誰もおらず、感激のあまり急死する議員もいた。一〇月一六日にパリに戻り、一一月九日には「ブリュメール一八日のクーデタ」で執政となり、ついに政権を掌握した。もしパリ帰還が遅れていたら、電光石火のごとき政権把握はできなかっただろうし、敵前逃亡の罪で銃殺が待っていたかもしれない。

グロは、ナポレオンが皇帝に即位する一八〇四年に前述の絵を制作した。それを目にして、ペストを怖れなかった自負心、エジプトの苦い思い出、検疫逃れの危ない橋などがナポレオンの胸中を少しは横切ったかもしれない。だが、反省もしなかっただろう。この時代、フランスにペストが流行することはなかった。しかし、ヨーロッパ全土はやがて皇帝ナポレオンの引き起こした戦乱の巷となり、黒死病以来の大災厄がもたらされた。

4　アシモフの輸血——エイズに感染す

二〇世紀の後半は科学が輝いた時代だ。遺伝子DNA二重らせんの発見やアポロ宇宙船の月着陸などの偉業に呼応するように、多くのSF映画が作られた。

『ミクロの決死圏』では、マイクロサイズに縮小された潜航艇に乗った医者たちが、脳内出血を起こした患者の体の中に入って手術をする。血管走行の解剖学的異常で潜航艇が迷走したり、音を感じる蝸牛管の中でヒロインが翻弄されたりと、波瀾万丈で手に汗を握らせる。潜航艇は異物と認識され、それを飲み込んで破壊・消化(医学用語では貪食)してしまおうと、白血球が襲ってくる。レーザー光線で脳の患部を焼くという発想は、ガンマ線照射で患部を焼くガンマ・ナイフの手術を先取りしている。

だが一九六六年の映画だ。神経や免疫についての科学は、その後急速に進歩し、はるかに複雑なシステムの仕組みを明らかにしつつある。

心臓発作

映画の原作であるSF小説『ミクロの決死圏』を書いたアイザック・アシモフは、一九二〇年にロシアで生まれたユダヤ人で、三歳のときに両親に連れられてアメリカに移民してきた。

コロンビア大学で生化学を学び、一九歳で最初のSF小説『真空漂流』を書いた。彼は、SFの世界において、ロボットが人間に対して、フランケンシュタインの怪物のように破滅的行動をとらないように、ロボット三原則を提唱した。それは、人間への安全性、命令への服従、これらに反しない場合に限っての自己防衛、というもので、鉄腕アトムもドラえもんもみな当てはまる。この原則は現実世界のロボット工学にも影響を与えている。非常に多作な人で、SFやミステリーだけではなく、科学啓発書も量産し、生涯に五〇〇冊も書いたという。そして常々、「新世紀はどんな科学の世界にな

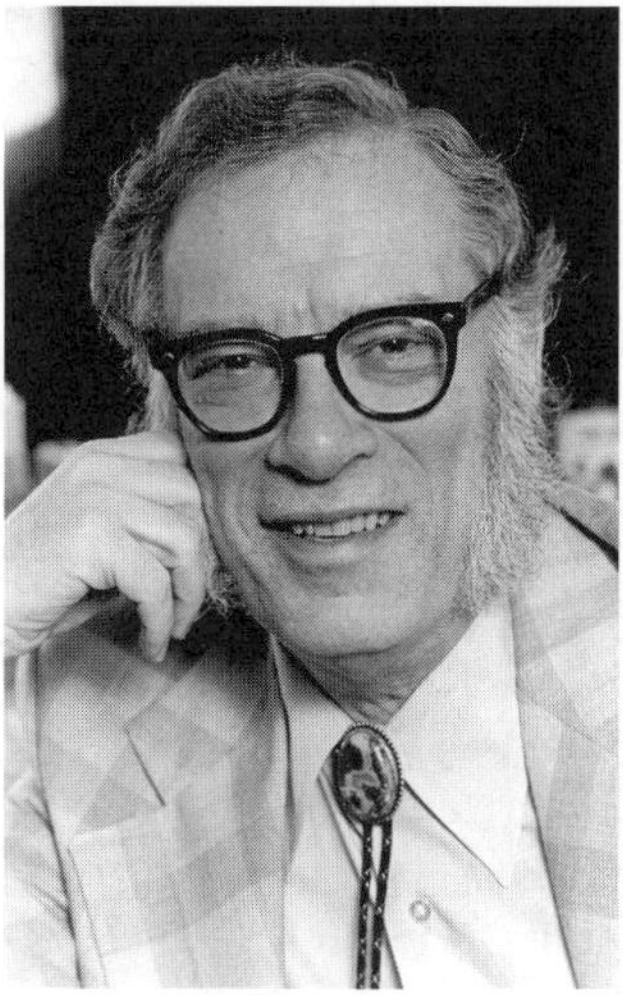

アイザック・アシモフ
1979年9月撮影.（AP/アフロ）

っているか、二〇〇〇年が楽しみだ。それまでは生きていたい」と口にしていた。

一九七七年、五七歳のアシモフは最初の心臓発作を起こし、仕事中毒の彼はしぶしぶ入院治療を受けた。治療はうまくいき、すぐに元の売れっ子作家・売れっ子講演者の生活に戻った。

一九八三年九月二四日、前日にインドのインディラ・ガンジー首相と会って興奮したせいか、久しぶりに胸の痛みを感じた。

一〇月七日、つい三週間前に会ったばかりの仲が良かった天文学者が、五七歳で心臓発作によって死んだ。アシモフは怖くなって医者を受診し、狭心症の薬、ニトログリセリン・パッチを張ることになった。それでも仕事中毒の彼は忙しく講演に飛び回り、治療も効果がなかったようで、狭心痛が強くなってきた。

バイパス手術と輸血

とうとうあきらめ、一一月一四日にニューヨークの大学病院で心血管造影検査を受けた。結果は冠状動脈閉塞、つまり心筋梗塞一歩前の狭心症である。医者は二つの選択肢を示した。心臓のバイパス手術を受けて今までのように活動的に生活するのか、それともニトログリセリン製剤を飲みながら、心臓障害者として静かに暮らすのか。

アシモフは、それぞれの場合に失敗する確率を質問した。答えは、術中死の確率一〇〇分の一に対し、内服治療で一年以内に死亡する可能性は七分の一、というものであった。

一二月一四日、心臓に向かって三方向から血流を供給するトリプル・バイパス手術がなされ、術中に輸血が行われた。手術は成功し、合併症の血栓症も起こらなかった。アシモフは自分でパズルを解いて知的能力は損なわれなかったと喜び、元の生活に戻っていった。

が、完全には元通りにならなかった。翌年には足がむくみ、バイパス手術で心臓に移植するために切り取った静脈のせいと説明された。一九八七年には腎不全が明らかになり、バイタリティがなくなって、心不全の症状も出てきた。

一九九〇年二月、心臓の僧帽弁を手術するために入院した。ところが、術前の検査で、HIV（ヒト免疫不全ウィルス）抗体が陽性と判明した。つまり、エイズの感染である。そして、免疫の司令塔的役割を果たすヘルパーT細胞が減少し、正常値の半分になっていた。エイズで特徴的な免疫異常である。手術はキャンセルされた。

彼は夫人とともにHIV感染の説明を受けた。自伝には「（心臓の僧帽弁に）感染はなかったので、（手術のためにつける）人工心肺でこれ以上腎臓を痛めないようにということで、手術は止めた」と書いている。

HIVは、ヘルパーT細胞に侵入し、T細胞のDNAに遺伝情報を送り込んで自分自身を増殖させ、やがてT細胞そのものを破壊していく。すると、外からの微生物に対する抗体が産生されず、また体内の異常細胞を殺せなくなり、さまざまな病気が起こるようになる。それも、日和見感染といって、ふつうは病原性が問題にならないような弱毒の微生物による感染症や、ウィルス性の腫瘍だ。

新しい感染症

一九七〇年代の末、アメリカ各地の男性同性愛者(ゲイ)の中に奇妙な消耗性の疾患がみられはじめ、一九八一年に免疫不全による日和見感染の病気が医学的に報告された。ウィルス学と免疫学とによって、新しい感染症であることが明らかになった。

当初は特殊な人たちの病気と思われていた。患者のほとんどがゲイであったし、ある航空会社のパーサーが北米やカリブ海各地のゲイ・コミュニティーを渡り歩いて蔓延させたことも明らかになった。注射器の回し打ちをする麻薬中毒患者にも多かった。だが、アフリカでは、性行為関連のスリム病として流行していた。

実際にアメリカで暮らして感じたことだが、映画やテレビのイメージとは違い、伝統的なアメリカ人は清教徒的で潔癖である。筆者が一九八〇年代の半ばにアメリカ東海岸の大学に留学していたころは、エイズは免疫学の研究対象でこそあれ、自分たちに及びうる病気ではないという雰囲気であった。日本で患者第一号が出たと、研究室で話したところ、「君の国もアメリカ並みになったか、おめでとう。それはゲイか麻薬だろう」と言われたことがある。

輸血感染

ところが感染は性行為によるものだけではなかった。一九八二年八月、ニューヨークのベルビュー病院で、輸血を受けた患者がエイズと診断された。それ以前にエイズの危険因子は何もない人だった。この輸血によるエイズ感染についての論文が医学雑誌に投稿されたが、「枝葉末節的な情報」と批判され、掲載は拒絶された。アシモフの心臓手術の前年のことである。この論文が出版されていたならば、アシモフは日進月歩の科学の最新知識を切り口にしたSFをもっと読ませてくれたに違いない。

同様のケースがうわさされ、一九八四年にやっと論文を掲載したある一流雑誌は、「たとえ火事だとしても、満員の劇場で叫んではいけない。パニックを引き起こす」と批判されたという。しかし、事態はさらに悪化し、血友病などの血液製剤へのＨＩＶ混入も明らかになり、日本でも問題となった。輸血用や血液製剤の材料のための血を売った人の中に感染者がいたのだ。医療従事者にもＨＩＶ感染者が出た。飛び散った血液によって粘膜から入った外科医もいたし、救急の場で吹き出す血液に素手でガーゼを当てたナースも感染した。患者がＨＩＶ陽性だったのだ。保存されていた試料を分析すると、すでに一九七〇年代に、コンゴに医療の伝道ミッションで行ったベルギーの女医が帰国後エイズで亡くなっていた。

こうして、エイズは医療が原因となる病気、医原病ともなり、また異性間でも伝染することもわかり、一般の市民生活をも脅かしていった。一九八〇年代は爆発的に患者が増え、アメリカでは一九九〇年には一二万人がエイズを発症し、二〇〇万人以上が感染していると推定された。しかも治療法がないことから「白いペスト」ともいわれ、恐怖が世界中に広まっていった。

日本もエイズ大流行を怖れた。一九九〇年代のはじめ、国立病院関係者の講習会で、エイズ対策の説明を受けたことがある。アメリカはもとより、フランス、イタリアでの感染拡大を示し、一方でイギリスははるかに少ない患者数だった。厚生省の担当官は、イギリス並みの対策をわが国もとるのだと話していた。事実、日本ではさほどの患者数にはなっていない。

自伝での公表

旺盛な作家アシモフは、最期は執筆中に意識を失くしてキーボードに鼻を突っ込んで息絶えるのだと言って、一九九〇年五月三〇日までは弱々しい手つきながらもタイプを打っていた。が、後は口述筆記となり、手書きの日記も徐々に読めなくなって、一九九一年夏が最後となった。そして一九九二年四月七日に七二歳で亡くなった。夫人のジャネットは、アシモフは痛みを感じていなかったと言っている。全身状態悪化による意識障害なのか、あるいはエイズ脳症かなんらかの感染症による脳の障害なのかは、詮索しても意味はないのかもしれない。

ジャネットは夫の死後一〇年経って、彼の自伝"It's Been a Good Life"を編集し、エピローグの中で彼が心臓手術の際の輸血でＨＩＶに感染したことを公表した。彼女自身は感染していなかったものの、感染経路にかかわらずアシモフがエイズだったという社会的衝撃と、彼女自身へ及ぶ偏見への虞れから、医師から黙っていることを勧められたという。

アシモフが待ち焦がれた二一世紀は、人類の未来を危うくすると言われていたエイズのウィルスを封じ込めてしまった。ＨＩＶの感染や増殖の各段階で阻止する薬を何種類も組み合わせて投与するＨＡＲＴ療法(カクテル療法ともいう)が確立した。ＨＩＶを死滅させることはできないが、治療を続けることで、発症を防げるようになった。

5　肉食系疾患――クールーと狂牛病

一九九七年のある日、精神科の同級生から電話がかかってきた。「老人性うつ病と思って入院させた人の進行が速い。神経内科の病気かもしれない。早く来て診て欲しい。」押っ取り刀で駆けつけると、患者は一ヶ月ほど前から急に奇妙な行動をとるようになってふさぎ込み、三日前によろめきながら入院し、今日はもう寝たきりだという。筆者の挨拶にも反応せず、数秒の間隔で体がピクンピクンと痙攣している。経過と臨床症状、脳波所見から、間違いない、クロイツフェルト・ヤコブ病(CJD)だ。診断を告げると、筆者の病院に転院させてくれという。

自分の病院に帰り、受け入れ準備にかかる。すると院内に噂が流れ、「恐い病気の人が入院するのなら辞めます」という職員が出てきた。当時、イギリスの狂牛病がマスコミを賑わせていて、CJDは伝染する狂牛病関連疾患として、急速に世の中に知れ渡っていた。

クールー

一九五二年、オーストラリアの人類学者の夫妻が、ニューギニア高地に入った。当時はオーストラリア統治下である。住んでいるフォレ族は二〇世紀半ばになっても石器時代そのままで、文明から隔絶された世界だ。人類学者がそこで眼にしたのは、小屋の隅で弱々しく横たわり、手足を何秒かごとにすばやく震わせている女性と子どもだ。ろれつは回らず、無表情である。彼らはこの病気のことをクールーと言っている。震えという意味だ。翌年、調査に行ったドイツ系オーストラリア人医師ツィガスは症状を書き留め、震える骸骨だと後に表現している。

一九五七年三月、アメリカの医師D・C・ガジュセックがやって来た。ヨレヨレのTシャツにボロボロのスニーカーで、フォレ族の村々を一日に一八時間も歩き回って患者を診察して調査し、四〇〇〇もの症例を集めた。

クールーの患者は八割が女性、二割弱が子どもで、成人男性はほんの数パーセントしかいない。罹ると一年以内に亡くなってしまう。意識のあるうちは、家族は一生懸命介護するが、眼の焦点が合わなくなり、コミュニケーションがとれなくなると、患者をうつぶせにして窒息死させてしまう。彼らなりの安楽死だ。ガジュセックたちも手伝ってくれと頼まれたことがあったという。

あるとき、自分はもう罹っているという女性をガジュセックは診察したが、特に症状はなく、ふざけていると思ったという。しかし、やがて発症し、一年足らずで亡くなった。一過性の斜視が起こってくるので、わかるのだという。こうして家族の女性や子どもが死ぬと、今度は呪いをかけたのはあいつだと、別の家族の男性を復讐で殺す。もちろん、濡れ衣だ。

家族内での発症が多く、また、親子で罹ることがあるなど、遺伝性が疑われた。しかし、精力的に聞き取りをしていくと、クールーは必ずしも古くからの病気ではなく、一九二〇年代ごろに初めて現れ、急速に広がったようだ。だから、遺伝性ではないはずだ。

食人の風習

女性の人類学者シャーリー・リンデンバウムは、同性の強みでフォレ族の女性社会に入り込み、とんでもないことを明らかにした。彼女らには食人の風習があったのだ。人目につかない夜、女性が庭の物陰やときには墓場で、亡くなった家族を偲んでその肉を食べていた。葬送の儀式なのだ。内臓や脳も食べるし、脳は体に塗りつけることもある。連れている子どももご相伴に与り、たまに加わる男性には脳や内臓ではなく、特に美味しい筋肉を差し出すという。これも二〇世紀の初めごろかららしい。

オーストラリア政府は、フォレ族に人肉食を禁止した。効果はてきめんで、一九六〇年以降、クールーは急速にみられなくなった。リンデンバウムたちは、フォレ族にみられるクールーとカニバリズム(食人)について論文を発表して、世界を驚かせた。

　ガジュセックはクールーで亡くなった人の脳をアメリカに送り、病理学的検査をした。すると、脳に海綿状変性がみられ、アミロイドという物質が沈着していたが、炎症反応はなく、細菌やウィルスによる脳炎ではなかった。それは、一九二〇年代にアルツハイマーの弟子だったクロイツフェルトとヤコブが別々に論文に書いた症例と同じ所見だった。

海綿状脳症

　海綿状脳症は、イギリスの獣医学会で「スクレィピー」という羊の病気としてすでに知られていた。こするという意味で、この病気に罹った羊は体をこすりつけ、そして不穏になり、よろけて死んでしまう。脳からの抽出液を他の動物に注入すると、その動物も海綿状脳症になる。つまり、伝染性の病気なのだ。しかも、煮沸やホルマリン消毒でも、抽出液の病原性はなくならない。

　ではクールーではどうか。一九六三年二月、ガジュセックたちは、クールーで一一歳で亡くなった少女の脳からの抽出液を、ワシントン近郊の野生動物の研究所で、ディジーという名の二歳のメスのチンパンジーの脳に注入した。しばらくはディジーには何の症状もなかったが、二年後の夏、遊び好きだったのが、隅でうずくまるようになり、やがて震え、よろけるようになった。そして、脳の海綿状変性が確認された。煮ても(薬品で)焼いても、抽出液の病原性は変わらなかった。

一九七六年、ガジュセックは、感染症の原因と感染拡大についての新しいメカニズムを発見した功績で、ノーベル医学生理学賞を受賞した。

その数年後の一九七〇年代末、筆者の先輩がワシントンのガジュセックの自宅に招かれ、エネルギッシュなアカデミズムとヒューマニズムに感動して帰って来た。口述筆記の文章はそのままで論文になるほどの完成度で、ほとんど推敲の必要がないという。広い邸には、ニューギニアのフォレ族の子どもが何人もいて、親がクールーで亡くなった孤児にアメリカで教育を施し、故国の国造りに役立つ人間にするのだという。しかし、後に彼はこの子たちへの性的虐待の廉で収監され、アメリカを去ることになった。

ここまでなら問題は未開社会の奇病で、文明社会のふつうの人間にはほとんど縁がないと思われた。

狂牛病発生

一九八五年四月のイギリス、ケント州の農場でのことである。ジョンクィルという名前の、それまでは大人しかったホルスタイン種の乳牛が不穏になり、他の乳牛に突っかかりはじめた。

牧場主や獣医は考えられるいろいろな病気の治療を試みたが、ジョンクィルは日に日に狂暴になり、翌月にはよろけて立てなくなり、処分されて、飼料用の肉に回された。

翌年、ジョンクィルと同じ症状の牛が何頭も出て、数週間のうちに死んでしまった。このような牛はどんどん増え、すぐにあちこちの牧場にも現れた。それらの牛の脳組織には海綿状変性が見られ、検査した獣医には見覚えのあるスクレィピーと同じ所見だった。それまで牛にスクレィピーが発症したことはなかった。

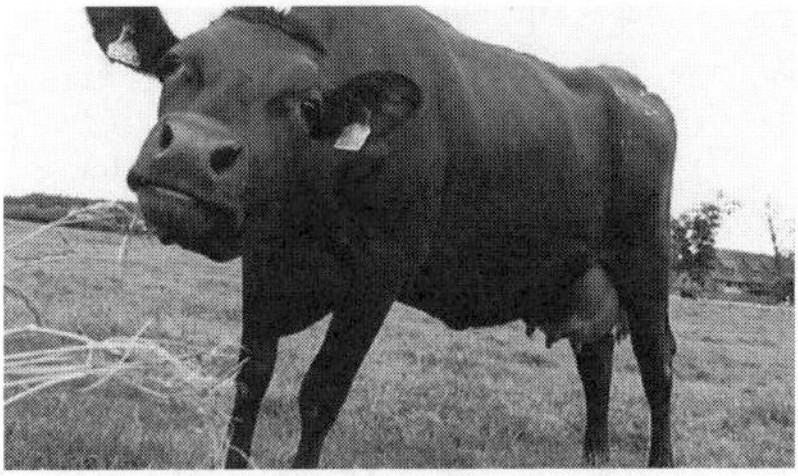

狂牛病の牛

原因は飼料だった。スクレィピーで死んだ羊を肉骨粉に加工してタンパク質として牛に与えていたが、加工方法が変わり、何らかの病原成分が除去されなくなり、牛に伝染したのだ。スクレィピーは年に六〇〇〇頭も発症しており、ヒトがその肉を食べて伝染したことはないので、政府は、牛海綿状脳症（BSE）はわずかな数の牛の病気でしかなく、心配しなくてもよいという見解を発表した。しかし、一九八七年末までにイギリス全土でのBSEは四〇〇頭以上にもなり、マスコミはMad Cow Disease（狂牛病）という名前を用いて、

「ニューギニアの高地民族であったように、狂牛病のミートパイを食べて、治療法のないとんでもない病気になるかもしれない」と沸き立った。

イギリス政府は肉骨粉の使用禁止と、食肉処理では脳と脊髄を取り除くという対応をとった。しかし、狂牛病の牛は増え続け、一九八九年には毎週数百頭になり、一九九三年の約三万四四〇〇頭をピークに、狂牛病が終息する二〇一〇年ごろまでに一七万八〇〇〇頭が発症した。ヨーロッパ諸国は、イギリスからの牛肉輸入を禁止し、対策を要求した。政府は食肉に使うのは生後三〇ヶ月未満とし、それ以上の月齢や、感染の可能性のある牛をすべて処分して焼却し、その総数は約四〇〇万頭に及んだ。

一九九二年初頭、ソビエト連邦崩壊後のロシアは危機的状況に陥っていた。ヨーロッパ諸国は協調して食料難のロシアに援助を行ったが、イギリスからの二〇〇〇トンもの牛肉は受け取りを拒否された。

一九九三年五月、イギリスで一五歳の少女が無気力になって認知症を来し、寝たきりとなって、暮れには昏睡に陥った。同じような症例が相次ぎ、剖検で海綿状脳症が確認され、「ヒトの狂牛病」と一九九五年に報道された。ふつうのＣＪＤが平均六〇歳で発症するのに比べて一〇代の若い人が多く、また、臨床症状も若干異なる。しかし、脳の顕微鏡的基本所見は同じで、医学的に変異型ＣＪＤとして問題になり、ハンバーガーやミートパイで伝染する病気として、世界中に恐怖が走った。

入院患者

そのころ、日本では脳外科手術時の硬膜移植による医原性ＣＪＤが問題になっていた。筆者が精神科の友人からＣＪＤの患者さんの入院を頼まれたのがこのときだ。辞めるという職員が現れ、看護中の感染への不安がナースたちにも広がった。そこで、当時の院長にお伺いを立てると、ゆっくりとした口調で答えてくれた。

「職員の不安を取り除いて入院させましょう。噂だけで浮き足立って辞めてしまう職員より、こちらの使命の方が大事です。こういった病気は国立の病院がきちんとしなければいけません。」

さっそく感染防護態勢を整える。まだ、ＣＪＤに対する標準的なマニュアルはなかったので、病棟婦長さんと独自に作った。院内教育の講習会も開いた。筆者は、伝染性だが原因は細菌やウィルスではなく、プリオンというタンパク質が原因らしいこと、病的な立体構造のプリオンが細胞の中に入ると、正常なプリオンをつぎつぎと病的に変えていくことなどを話した。

「伝染しますか？」という質問に「伝染します」と答えた。ただし伝染するのは、その人の肉を食べたり、組織の一部が体内に入ったときです。「輸血では？」わからないが、イギリスでは輸血されないようにしましょう。「針刺し事故は？」肝炎と違ってたぶん大丈夫、でも気をつけるように。

「医者や看護婦に伝染は？」

「わかりません。少なくとも僕自身は何人かのＣＪＤ患者を診てきたし、二人ほどは自分で剖検しましたが、一〇年以上経ってもまだ発症していません。」

会場に爆笑が起こった。実は、日ごろ冷淡な教授に猫なで声で解剖を押しつけられたのだったが、若い日の苦い体験が妙な説得力を発揮した。結局だれも辞めず、ナースたちはその患者を一年半も看護し、最後まできちんと看取った。

二一世紀になり、狂牛病や変異型ＣＪＤは日本にも上陸したが、二次感染はほとんどなかった。イギリスでも防疫対策が功を奏し、ほとんど見られなくなった。しかし、海綿状脳症の伝染や自然発生の過程はまだ解明されていない。

第Ⅳ部　毒に中（あた）る

1 寵姫の美貌崩壊——黒ミサと毒殺疑惑

一七世紀、フランス・ブルボン王朝の最盛期、太陽王ルイ一四世の思い人で絶世の美女が、見るも無惨に容貌が変わり、挙げ句の果てに亡くなってしまった。宮廷に黒ミサや毒殺の噂が流れた。

モンテスパン夫人

ルイ一四世にはスペインのハプスブルグ家出身の王妃がいたが、それとは別に公認の寵姫もいて、むしろそちらの存在感が強く、宮廷の社交を取りしきっていた。

なかでも、もともとは王妃の侍女であったモンテスパン侯爵夫人は、美貌とコケトリーで王様の心を虜にして寵姫となり、つぎつぎと八人も子をもうけ、いずれも王の子と認知させている。ただし、彼女が王族でないので、子どもたちに王位継承はできなかった。

モンテスパン夫人は、ちやほやされ続けているうちに態度も体型も大きくなり、王の足が遠のいていった。焦った夫人は、かつての自分がしたように、王の心を自分の侍女に奪われないようにと、見目麗しからざる女性陣に入れ替えたという。そして、あやしげな黒ミサで寵愛を取り戻そうとしていた。

寵妃フォンタンジュ

一六七八年一〇月、ルイ一四世はモンテスパン夫人ならぬ弟の妃の侍女で、すらりとしてあどけない表情の金髪美女を見そめた。名前はマリー・アンジェリック・ド・スコライユ、一七歳。昔の言葉でいう白痴美で、頭は空っぽだが、その分従順であり、たちまち王は首ったけになった。しばしばペアルックが目撃された。フォンテーヌブローの森での狩のとき、風で彼女の帽子が飛ばされ、とっさに靴下留めのリボンで乱れた髪を結いあげると、王はその機転と新しい髪形を喜んだ。すると、フランスのみならず全ヨーロッパの宮廷の貴婦人にその髪形が爆発的に流行したという。

やがて彼女は身ごもり、男子を出産したが、早産ですぐに死んでしまった。直後の一六八〇年三月、ルイ一四世は彼女をフォンタンジュ女公爵に叙爵した。つまり、一侍女ではなく、正式に宮廷での序列のある身分を持った寵妃として公認したことになる。

が、フォンタンジュの美貌と王の寵愛はここまでであった。自分が王妃になったと思い込み、本当の王妃に挨拶もせず、あからさまにモンテスパン夫人を鼻であしらった。四月、体調を崩し、パリのポール・ロワイヤル修道院に下がって治療することになった。産後の出血が止まら

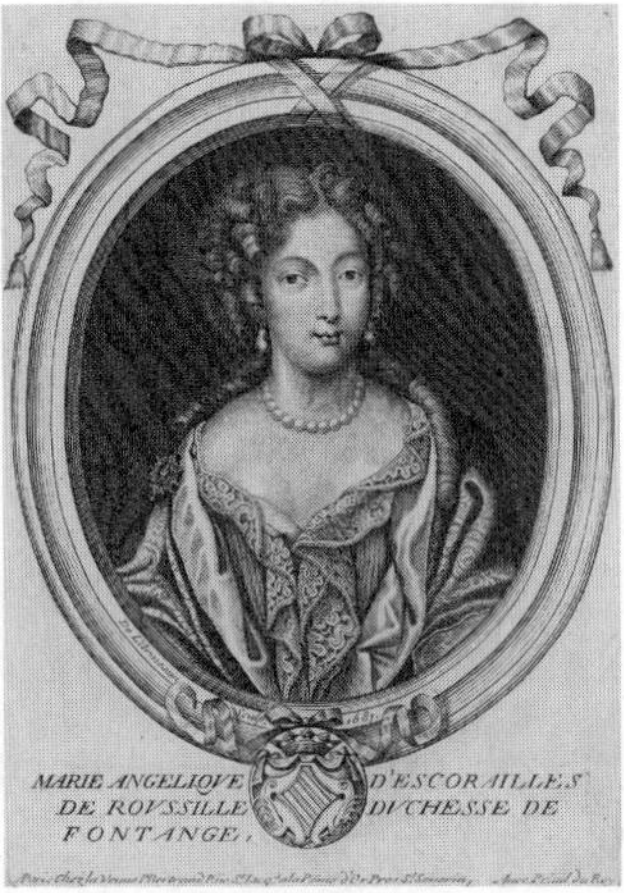

マリー・アンジェリック・フォンタンジュ女公爵

なかったという。七月、王はフランドルでの戦争に出陣したが、彼女は扈従（こしょう）できなかった。

その後、一時的に宮廷に出仕したが、翌年三月には健康状態がさらに悪化し、永遠に宮廷を離れることになった。次のような言い伝えが残されている。彼女はひどい出血が続き、それと前後してきゃしゃな体が異様に膨らみ、顔は倍に腫れあがってふた目と見られない醜女に変貌した。それで絶望にうちひしがれて修道院に身を引いたのだと。

ラ・ヴォワザン事件

この時期、パリはラ・ヴォワザン事件で騒然としていた。この女性は嬰児を生け贄とした黒ミサを行い、毒薬も使って何人もの人間を殺したという。犠牲者の中には警視総監もいて、依頼者は妻だった。事件が発覚する発端となったのは、父と兄弟を毒殺し、夫まで殺そうとして捕まったブランヴィリエ侯爵夫人が、処刑のときに「多くの高貴の夫人が同じことをしているのに、私だけが処刑されるのはおかしい」と叫んだことからという。

一六七九年にラ・ヴォワザンが逮捕され、芋づる式に三〇〇人以上が検挙された。モンテスパン夫人についても、黒ミサの信者で、怪しげな儀式を執り行ったとか、恋敵に呪いをかけたなどとまことしやかな噂が飛んだ。

フォンタンジュの死

一六八一年六月、ルイ一四世はフォンタンジュを見舞いに訪れ、その直後に、彼女は衰弱しきって亡くなった。享年二〇歳。彼女は解剖され、剖検メモが残されている。ルイ一四世は、解剖で毒殺が証明されると、モンテスパン夫人の立場が悪化すると怖れて、乗り気でなかった。しかし、故人の姉のシェルの女子修道院院長からの、亡き妹の心臓を自分の修道院に納めたいという強い要望で、解剖がなされたのだ。

解剖医たちの診断は毒殺ではなく、王は胸をなで下ろした。もちろん顕微鏡での診断がされたわけではない。剖検者のメモには、右肺の広範な破壊的病変と、「フォア・グラ」と表現された肝臓の腫大、心嚢水（心臓を包む膜の内側に水が溜まっていること）、それに右胸膜のリンパ節腫張が書かれていた。臨床症状は一八歳での出産後の不正性器出血と衰弱、それと言い伝えにある体型と容貌の変化である。

衰弱死と肺の剖検所見から、以前は結核と考えられていた。が、衰弱は産後から続いた不正性器出血からきているので、妊婦の胎盤から発生する悪性腫瘍絨毛上皮腫とも考えられる。転移巣が肺やリンパ節にあり、肝臓のフォア・グラという表現も、現在の脂肪肝ではなく、肝臓の広範な転移巣を表現しているのかもしれない。悪性腫瘍の進行で多臓器不全となり、心不全で胸水や心囊水があるのは不思議ではない。

毒殺の噂

寵姫のスリムな体つきが膨張し、顔が倍にも膨らみ、醜女になったという痛ましい言い伝えがそのままなら、まさに妖術魔術か毒薬秘薬のなせる業と大スキャンダルだったに違いない。ラ・ヴォワザンはすでに処刑されていたが、モンテスパン夫人の差し金でフォンタンジュは毒入りミルクを飲まされたとか、毒をぬり込んだ手袋を届けられたとか、まことしやかにささやかれた。

今日の医学的知識からすると、このような体型と容貌の変化は、副腎皮質ホルモン過剰による体幹肥満と、まん丸なムーン・フェースをすぐ思い浮かべさせる。ただ膨らんだだけではなく、皮膚も荒れ、毛細血管怒張で赤ら顔になる。ホルモンの分泌過多になるクッシング症候群だ。脳下垂体腫瘍あるいは副腎皮質の腫瘍などが原因だ。

フォンタンジュ女公爵が亡くなった翌年、ルイ一四世の介入で黒魔術関連の裁判は中止され、モンテスパン夫人には咎が及ばなかった。しかし、黒ミサ・スキャンダルにも、傲慢な態度にもうんざりした王は、彼女を寵姫の座から下ろし、知的で地味なマントノン女公爵に替えた。やがてモンテスパン夫人は宮廷から修道院へと去っていった。

後宮やハレム、大奥の女人たちの予期せぬ死や奇妙な病は、しばしば呪詛や毒殺が疑われ、それがときに歴史の表面に現れてくる。

2　帽子屋と鍍金師

イギリスの学都、オックスフォードの街は今も中世そのままで、九〇〇もの石造りの建物が並び、ロンドンのタワーブリッジのような塔がそこかしこに建っている。たいていの建物は黄色っぽい砂岩でできているのだが、外壁が真っ黒に煤けているものもある。学生が試験を受けるイグザミネーション・スクールはドーリア式の太い柱が四本立った荘重な建物だが、無惨に煤けている。いずれも産業革命時代の名残だ。石炭を燃やしたばい煙で建物が真っ黒になってしまったのだ。今日の中国同様、大気汚染は深刻な公衆衛生問題であったに違いない。

街の外に出ると、木立が連なったのどかな牧草地が広がっている。ここにもう一つ公衆衛生のトリビアが隠されている。

マッド・ハッター

緑の牧歌的風景を舞台に、数学教師ルイス・キャロルはナンセンス童話『不思議の国のアリス』を書いた。個性的な三月ウサギやチェシャ猫とともに、気まぐれな言動をする帽子屋が出てくる。続編の『鏡の国のアリス』では、「アングロサクソン風姿勢」と呼ばれるくねくねとした奇妙な姿勢をとったキャラクターとして描かれている。

これらの本が書かれた一九世紀のイギリスでは、「帽子屋のように気が狂っている」という言い方があり、精神症状と動作障害は帽子職人の職業病であった。その原因は、高級帽子の生地であるフェルトの製造過程にある。ウサギなどの動物の皮から剝いだ毛を硝酸水銀の溶液に溶いてペースト状にし、帽子の型に塗り、加熱乾燥して硝酸水銀を飛ばして完成である。このときに発生する水銀蒸気が有毒なのだ。

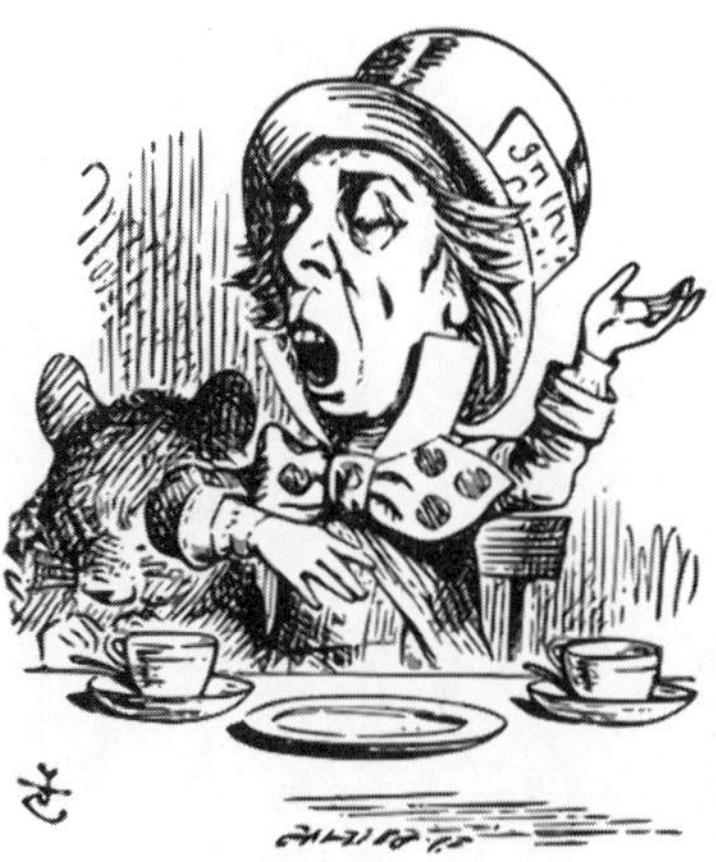

マッド・ハッター
テニエル画.（『不思議の国のアリス』より）

水銀の毒性

液体水銀はそのまま飲んでも毒性は強くなく、古代には不老不死の薬あるいは美容目的で飲まれたこともあったという。ところが、気体になった水銀蒸気が肺から入ると、神経系に作用して、震えが起こり、舌がもつれて発音が不明瞭となり、動作がぶきっちょになる。

つまり小脳機能が障害されて運動失調を起こすのだ。精神的にも亢奮性が高まり、幻覚や精神錯乱、うつ、それに認知症になり、また腎不全を起こす。

無機水銀中毒の初期症状は手足の震えで、「帽子屋の震え」と呼ばれていた。二〇一〇年のディズニー映画『アリス・イン・ワンダーランド』のマッド・ハッターは赤い皮膚をしていたが、それも無機水銀中毒の症状である。キャロルの生まれはマンチェスター近郊で、帽子製造が盛んだったストックポートも近く、帽子職人の奇妙な動作や行動は子どものころから知っており、このようなキャラクターを思いついたという。現在は、フェルト製造に硝酸水銀の使用は禁止されている。

西洋中世の錬金術では、鉛から金を作り出そうとして、水銀はよく使われた。金属でありながら液体であり、金や銀などの貴金属とともにペースト状の合金、アマルガムを容易に造るからだ。おそらく換気の悪い薄暗い部屋の中で、錬金術師たちは坩堝(るつぼ)の中の水銀に鉱物を加え、できたアマルガムを加熱して水銀を蒸発させ、新たな貴金属を作り出そうとしたに違いない。

錬金術は近代科学発展の下地となるものだったし、万有引力の発見者、アイザック・ニュートンも錬金術を研究していた。彼の生涯で何をしていたか不明な数年間があり、水銀中毒で精神・神経症状に苛まれていたという説もある。

重金属汚染は、日本でも無縁ではなかった。声を潰すといって、憎い謡い手の飲み物に水銀を注ぎ、小脳などの神経症状で邦楽のような微妙な構音や抑揚などの声色を損ねさせたという話もある。今日の水俣病以前、はるか古代の日本でも、水銀による環境汚染があった。

大仏鋳造

「青丹よし奈良の都は咲く花の」と詠われた平城京の時代は、必ずしも穏やかな日々ではなく、地震などの天変地異や飢饉が頻発し、さらに疫病の大流行で世は乱れ、大規模な反乱も起こった（第Ⅲ部第1話参照）。

天平一五年（七四三年）一〇月、聖武天皇は大仏建立の詔を発せられ、一七年八月、建立の地を紫香楽から奈良の山金の里に移して工事が始まった。国家的大プロジェクトである。それまでは民衆に仏の教えを説く反体制派の僧侶として弾圧されていた行基は、詔を受けて立ち上がり、金品の寄進を募ったり、事業参加を人々に訴えたりした。

動員された人々は延べ二六〇万二五三八人で、その中には知識と称される、無給のボランティアも数多くいた。金属関係の技術者三七万二七五人、関わる労務者五一万四九〇二人であり、『造金堂所解』によると、大仏本体に関わった工人は一万六二四〇人で、金塗工は七六人だという。また、『東大寺要録』に収められている『大仏殿碑文』では、集められた精製銅は四九九トン、錫八・五トン、金四四〇キログラム、水銀二・五トンであった。

造仏長官に帰化渡来人の国中連公麻呂が任命され、彼は一年かけて高さ一五メートルにもなる大仏を土の塑像で造った。外鋳型を取った後、塑像を薄く削って内鋳型とし、その間の空間に銅を流し込む作業を八段に分けて行った。たくさんの坩堝から一斉に灼熱の銅が凄まじい勢いでほとばしり流れた。日本初の光景だった。後の鎌倉時代の大仏再建時の記録では、「大河江河に流れるがごとく、飛焔空中に上がり、猛火泰山を焼くに似たり、その声雷電のごとし、聞く者悉く蠢動す」とある。

大仏の銅はヒ素の含有量が多く、融点が低く加工しやすい特徴がある。また鉛も多く含まれ、分析の結果、山口県の長登銅山由来であった。正倉院や、同時代の奈良の寺院の銅製品も同じような成分であり、銅山名はもともと奈良にゆかりのある奈良登だったのが長登に変化したとも言われている。

ともあれ、ヒ素の含有量が多い銅は、精錬や加工の過程で労働者に鉱毒被害をもたらしただろう。そして、大仏鋳造をはじめ工事でけが人が出たことも容易に想像できる。身の回りの危

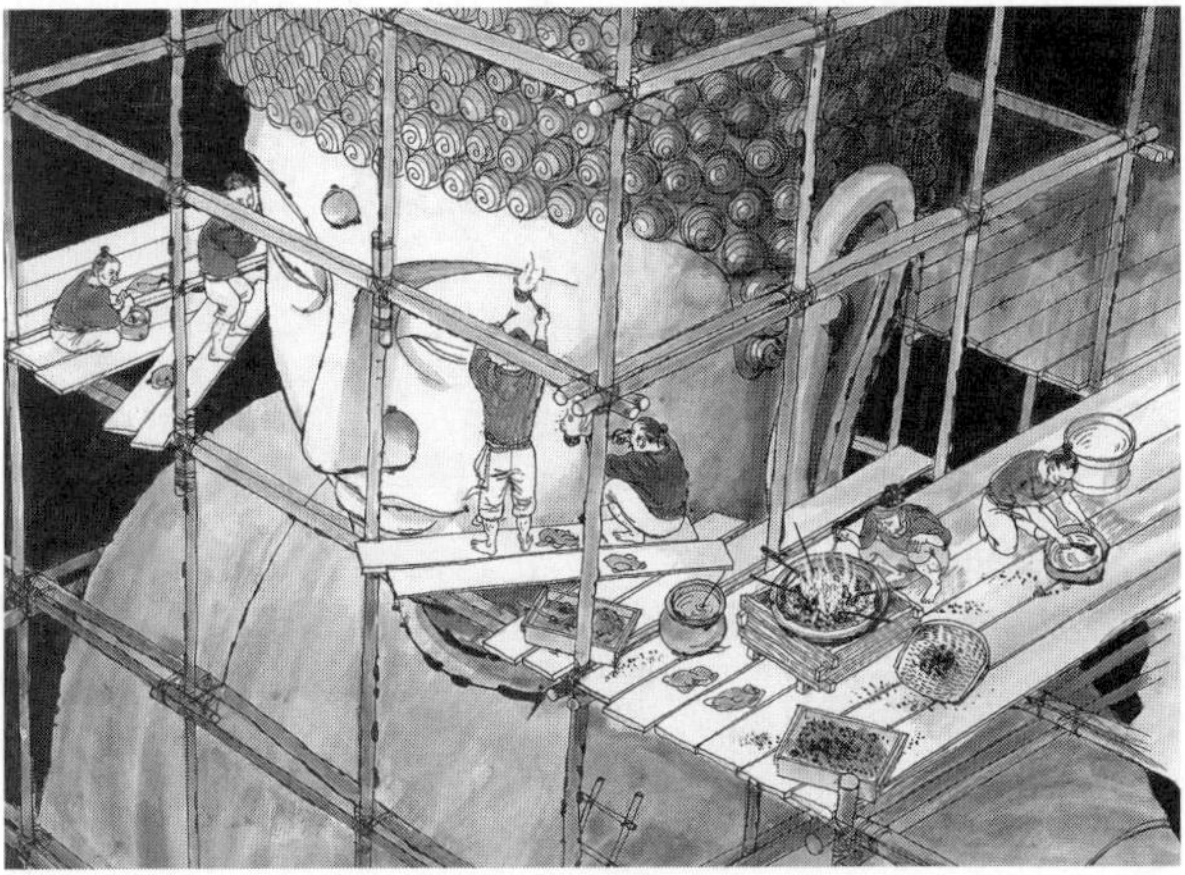

大仏の鍍金作業

金アマルガムを塗ってから焔で炙って水銀を蒸発させる．(香取忠彦・穂積和夫(イラストレーション)『新装版 奈良の大仏』より)

険を取り除く経典である「救護身命経」がたびたび読経されていた。

鍍金

天平二一年(七四九年)四月、奥州より金が産出、聖武天皇はこの宝に感激し、年号を天平感宝に改めた。七月、病弱な天皇は阿倍内親王(孝謙天皇)に譲位し、年号は天平勝宝に再び改められた。一〇月、二年間に亘った大仏の鋳造が終わり、次いで鋳掛け作業や表面の研磨などが始まった。天平勝宝四年(七五二年)三月、鍍金作業が着手され、閏三月を挟んで二ヶ月後の四月には聖武上皇と孝謙天皇などを迎えて大仏開眼法要が行われた。この時点では顔だけが鍍金されていたらしい。

鍍金とは金メッキのことで、『延暦僧録』によると、重量比で金一対水銀五のペースト状のアマルガムを、梅酢で磨いた大仏の銅の表面に薄く塗り付けた。この段階では白っぽいのだが、火で三五〇度に炙って水銀を蒸発させて磨くと、黄金色に輝いてくる。アマルガム総量は約三六〇キログラムといわれ、計算上からも、残された金属片からの推定もほぼこの値に一致する。大仏に鍍金をするころは露天ではなく、未完成とはいえ大仏殿の建物内での作業になっていて、有毒な水銀蒸気が立ちこめたに違いない。造仏長官国中連公麻呂と東大寺別当良弁が、工人たちに口覆いをさせたという。鼻にあてるマスクのようなものを考案したのだろう。

水銀蒸気の有毒性は、この時代でも経験的に知られていたはずだ。水銀は伊勢の国の丹生鉱山(三重県多気町)などが産地で、採掘された辰砂という鉱物を加熱し、気化した煙を水で冷やして、凝集した銀色で重く丸い液体を集めた。中毒患者が出たことは想像に難くない。そのような障害者に畏怖を感じたのだろう、『日本書紀』や『風土記』などでは、水かね(水銀)の神は言語障害であり、丹生神は歩行障害と言語障害の重複障害者だという。また、鍍金師たちが水銀蒸気に晒されるのは防ぎようがなく、そのための体調不良や何日間ものインターバルをおいて作業したことなどが、江戸時代に書き残されている。

今日の科学的分析によると、東大寺周辺の土壌の水銀含有量は、最大で非汚染土壌の三〇倍もある。明らかに大量のアマルガム使用の影響を残している。すぐ傍の若草山周辺とやや離れた平城宮跡は最大で三倍程度であり、そこでの影響ははるかに低い。一説に言われるように、水銀汚染が平城京から平安京への遷都の動機となったとは考えにくい。なお、古い神社仏閣周辺でも比較的高濃度であり、これは建物を赤く塗る丹(硫化水銀)のためという。

水銀汚染

ちなみに、工場などのほかにも、病院の敷地内で高濃度の土壌水銀がみられることがある。廃棄された水銀体温計や消毒用の昇汞水(しょうこうすい)のためだ。

羅漢となった工人

天平勝宝八年(七五六年)、聖武上皇崩御。翌年、大仏殿と大仏が完成。宝亀二年(七七一年)大仏の後背完成。延暦五年(七八六年)、長岡京遷都の二年後、大仏の尻に裂け目が走り、左手が落ちた。

東大寺の大仏建立での、けが人や健康被害者についての直接的な記録や伝承は残されていない。発生がなかったのではなく、下々衆生の苦しみは書き残されないということだ。大仏建立の大プロジェクトで、衆生救済どころか人々が苦しんでいると、大仏完成後に乱を企てて捕えられた橘奈良麻呂が述べている。

東大寺大仏殿のすぐ近くの五百立(いおだて)神社には匠が祀られている。そこには中世の説話として、「大仏創建時に従事した五〇〇人の工匠が、工事が完成すると五百羅漢になって天空高く飛び立ち、姿を消した」と書かれている。工事に携わって身体をこわし、この世から飛び立って姿を消した工人が少なからずいて、中には大仏殿堂内の工事での水銀中毒に罹った人もいたに違いない。

3　ラストエンプレスのアヘン中毒

旧満州の首都長春にある偽皇宮陳列館(現、偽満皇宮博物館)を訪れたことがある。満州国皇帝溥儀の宮殿だが、ちょっとしたお邸程度のもので、紫禁城にははるかに及ばない。正殿や宴会場、寝室などに溥儀や日本軍人などの人形が置かれ、ジオラマ風の展示になっている。「婉容客斤吸大烟室」では、絹のチャイナドレスの長身の女性が長椅子に横になり、宦官の介助でアヘンを吸っている。婉容とは溥儀の皇后だ。

清国皇后

婉容は、一九〇六年に満州旗人(貴族)の娘として、北京で生まれ、洋風教育を受けた。濃い眉毛に大きな目、真っすぐな鼻筋にやや小さめの唇で、顎は程よくととのっている。

一九二二年春、清朝のラストエンペラー、宣統帝溥儀は、何枚かの満州旗人の娘の写真から、皇后として婉容を、皇妃(第二夫人)として文繍を選んだ。すでに一九一一年の辛亥革命で中華民国が成立し、清の皇帝は実権を失っていたが、参内の儀式は華麗で、長い行列が景雲門をくぐり、最後に豪華な金頂鳳輿に乗った婉容が宮殿に入った。

臣下の期待とは裏腹に、紫禁城の初夜は何も起こらず、後朝には戸惑い顔の皇后と少年皇帝の仏頂面があった。ある宦官が回顧している。「皇上と皇后の間柄は不正常であった。皇上は大旨(おおむね)三ヶ月に一回、皇后のところに泊まったが、翌朝早くには部屋を立ち去った。そして皇上はいつも機嫌が悪かった。」溥儀には男色説がある。また、後に弟の溥傑は「元皇帝は生理に欠陥があった」と述べている。

婉容にとっては心弾まない新生活のスタートであっても、まだ一〇代、遊びたい盛りである。少年の宦官と、かくれんぼや鬼ごっこなどのたわいもない遊びに興じた。乗馬と自転車が大好きのお転婆で、自動車の運転もしたがったという。

紫禁城の中庭で、かんざしを髪に挿して裾の長いチャイナドレスの彼女が、無邪気に自転車をこいでいる写真が残されている。その後の運命を思うと、哀れでならない。

天津租界

一九二四年、清朝帝室は軍閥に紫禁城を逐われ、天津の日本租界に移った。ここでは妻妾同居で、婉容は文繡と一つ屋根の下に暮らしたが、相変わらず溥儀は后妃たちとはほとんど閨を共にしなかった。勝ち気な文繡は皇帝と離婚し、手切れ金で学校を起こしている。婉容もイギリスや日本への渡航を企てたが阻止され、やがて、アヘンに染まった。

アヘンはケシの実の乳液を固めたもので、英語の opium の中国語の音訳が阿片(アーピエン)である。古くからケシの実は鎮痛・鎮静・鎮咳の薬とされてきたが、一九世紀になるとイギリスの支配下のインドから清国にアヘンが大量に輸入されるようになった。広東地方を中心にアヘン吸飲に惑溺して無為に過ごす人が増え、中毒や禁断症状で身体的社会的廃人が続出した。禁止する清国とそれに応じないイギリスとの間で一八四〇年にアヘン戦争となり、清朝衰退と列強の侵略の発端となった。

二〇世紀初めの中国でもアヘンは禁じられていたが、隠れた嗜好となり、婉容の嫁入り道具にも高級なアヘン吸飲具があった。このころ彼女は、頭痛や腹痛の鎮痛のために吸飲していたという。

満州国皇后

一九三一年に満州事変が起き、日本陸軍からの要請で、溥儀は天津を後にした。置いてきぼりにされて離婚を考えていた婉容は、溥儀が盲腸炎で死亡との偽報におびき出されて満州入りした。やがて、一九三四年に溥儀は満州国皇帝に即位し、婉容も望まぬ皇后に返り咲いた。

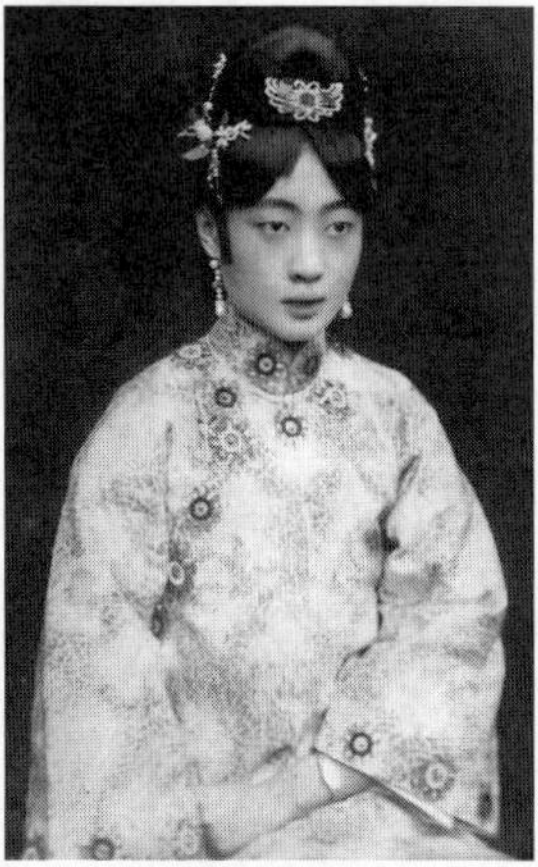

正装の婉容

皇帝は相変わらず冷淡で、彼女はペットの狆と過ごすか女官と手芸するだけの籠の鳥の生活であった。新しい側室の後宮入りや日本陸軍の圧迫感などから、彼女のアヘン依存はどんどん強くなっていき、溥儀は溥儀で、そのような皇后からますます距離をおいた。三五年、婉容が出産した。彼女は皇帝の子だといい、皇帝は否定し、生まれた女の子はただちに引き離されて殺された。憐れにも婉容は、だれかに養育されているものと最後まで信じていたという。

このころから、彼女のアヘン耽溺はより深刻となった。感情の抑制が利かず、ものを投げつけ、調度をこわす。いわゆるヒステリーは序の口で、庭の大木を盆栽にしろ、経血を塗ったビスケットを食べろなどと、召使いに無理難題をいう。身なりに無頓着になり、一九三四年には旗袍（チイパオ）を二七着も作ったが、三五年にはほとんど作っていない。朝起きても髪の毛をとかさず、顔も洗わず、爪も切らず、世話をしようとする召使いに抵抗した。

流転の王妃

一九三七年一〇月、日本の嵯峨侯爵家の令嬢浩が、皇帝の弟溥傑の元に嫁いできた。後に次のように書いている。

「婉容皇后は、お年は三〇を少し出られたくらい、五尺六寸(約一六八センチメートル)もある立派な体格で、そのうえハイヒールをはいておられるとあって見上げるばかりの上背でした。髪には花や宝石がちりばめられ、お目の大きいのが印象的で、気品のある美しさを備えておいででした。」(『流転の王妃の昭和史』より。以下同様)

このときは、自発的にか、召使いが皇后の抵抗にうち勝ってか、ともかく彼女は久しぶりにきちんとした装いで人前に出た。浩はさらに婉容の異常行動を書き留めている。

「皇后は私の右隣にすわっておられました。みていると、七面鳥のお皿に何度も何度も手を伸ばされるのです。あまりの健啖ぶりに驚きましたが、ここで私に悟られまいとするのでしょうか、皇后の令弟が隣の人のチョコレートまで失敬して、しきりにおどけた格好で食べては、一座の関心を自分に集めようとしておられました。後で分かったことですが、皇后はアヘン中毒にかかっておられ、意識が定かでないことも多かったのです。そのようなときはいくら召し上がっても分からないということでした。」

時とともに中毒は進行していき、一九三八年七月からの一年間でアヘンを三七キログラムも購入している。一日中アヘンに耽溺し、痩せて、歩けず、目も見えなくなって、ますます身なりに構わなくなった。汚れたままの寝巻で、どろんとした目つきの、青白い顔に髪の毛ぼうぼうの姿は、人間とも幽霊とも区別つかないありさまだったという。

その最期

一九四五年八月、日本の敗戦に伴って満州国は消滅し、ソ連軍に抑留された溥儀たちとは別に、婉容は義妹の浩、側室の李玉琴らとともに、中国共産党軍に拘束され、収容所や監獄を転々とした。婉容の状態は酸鼻を極め、用便の始末もできず、汚物にまみれ、アヘンの禁断症状を呈した。終日「助けて、誰か助けて」と気が狂ったように叫んだりうめいたりし、床の上をのたうち回っていた。

歩けず、荷物のように運ばれる婉容を浩らはかばい、面倒をみていたが、やがて引き離された。一九四六年夏、誰にも看取られずに、収容所で、崩御というにはまことに哀れな最期を迎えたらしい。溥儀は後に自伝『わが半生』で「私が彼女について知っているのは、吸毒(アヘン)の習慣に染まったこと、許し得ない行為があったことぐらいである」と書いており、憐憫のかけらすらない。

脳内報酬系

一九七五年、筆者が医学部を卒業した年に、エンドルフィンが発見された。オピオイド、いわゆる脳内麻薬の一種で、小さいタンパク質である。神経組織のオピオイド結合部位にモルフィネなどの麻薬が結合すると、痛みを抑えたり、快感がおこるという。それまでは、アヘンやモルフィネの類いは人に悪さをなす毒薬と思っていたが、もともと脳の中で何かの役割のあるところに、外からの化学物質、薬や麻薬がはたらくのだ、という先輩ドクターの説明にうなずいた。

食欲や性欲などが満たされたり努力の結果が出たりして快感がわき上がっているとき、脳の快楽中枢である側坐核にはエンドルフィンなどのオピオイドが働いている。脳が自分にご褒美をあげるわけで、このような神経系のシステムを脳内報酬系と呼ぶ。オリンピックで金メダルを獲った選手の側坐核には、オピオイドがシャワーのように吹きまくるに違いない。あるアスリートは、勝利の陶酔は長くは続かず、表彰台を降りると落ち込み、消え入るような気分になる、麻薬中毒者がヘロインを欲しがるように、次の勝利を求めて再挑戦をはじめるのだ、と言っている。

側坐核は快楽刺激を欲しがる。趣味やスポーツ、ゲームに〝はまる〟のも達成感の要求の繰り返しだし、仕事中毒もそうかもしれない。チョコレートやコーヒー、赤ワインにチーズといった、癖になる嗜好品には側坐核に作用する化学物質が含まれている。社会的な問題行動、例えば買い物依存症やギャンブル依存症、性犯罪、そして薬物依存も側坐核を刺激する……。

婉容はまぎれもないセレブであり、生活の苦労はなかったが、夫は冷淡で家庭はなきに等しかった。歴史の中には、しばしば愛情のない、お飾りの皇后がいる。しかし彼女は清朝末期の西太后のように権力欲に目覚めることも、オーストリアのエリザベートのようにナルシズムに浸ることも趣味に没頭することもなかった。彼女の側坐核は、何かをしての達成感ではなく、麻薬による刺激のみを要求するようになってしまっていた。

歴史は往々にして残酷な顔つきを見せる。

4　オリンピック会場の謎の病気——スモンとキノホルム

一九六四年、日本は高度経済成長期に入り、一〇月の新幹線開業と東京オリンピック開催が間近に迫っていた。日本国中に高揚感がみなぎっていた七月二四日、「五輪ボートコース付近にマヒの奇病続発」と水を差すような見出しが朝日新聞を飾った。

「埼玉県北足立郡戸田町と隣接の蕨(わらび)市で、去る五月頃からひどい腹痛と下痢のあと、腰から下がマヒするという症状の患者が続発、これまで分かっただけで二二人も出た。……二、三年前、北海道釧路市で発生してから各地で患者が見つかり、病原はまだ突き止められていない神経性の奇病であることが明らかになった。……」

さらに八月八日には「戸田町の奇病増える／ボート選手も一人発病」の見出しで続報があり、このまま戸田ボート場でオリンピック競技をしてよいのかという疑問の声が上がった。

スモン

実は、もはや戦後ではないと言われはじめた一九五七年ごろより、山形や和歌山、津、釧路、岡山など、日本の各地で今まで見たことのなかった病気が発生しており、

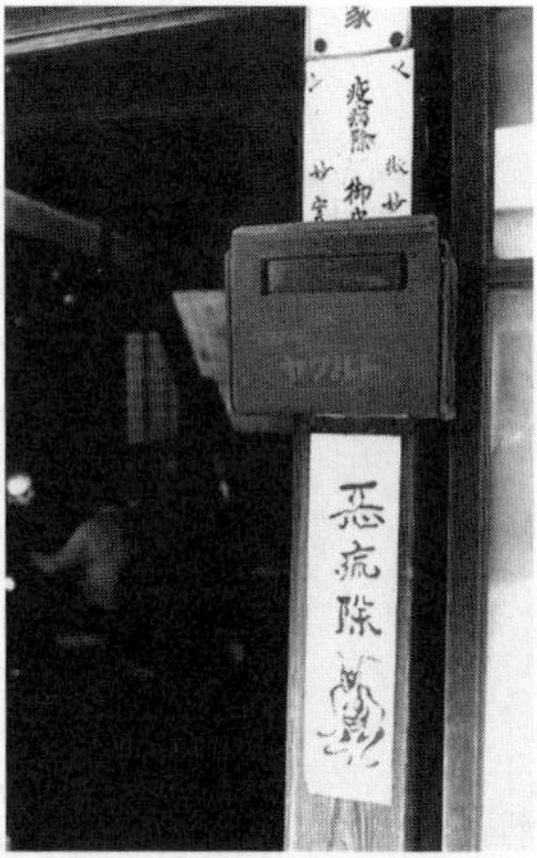

スモンが多発した岡山県井原市の民家に張られた魔除け札
1969年.（実川悠太・羽賀しげ子編『グラフィック・ドキュメント スモン』より）

六二年には問題の戸田ボート場周辺でもみられていた。下痢と七転八倒するような強い腹痛の後に、下半身や足のしびれ、ジリジリ感やしめつけられるような異常な感覚、足の突っ張りとまひが起こってくる。失明したり、呼吸障害で亡くなる人もいた。急性期を過ぎるとある程度は回復するが、重い後遺症を残した。ラチリズム（第I部第4話参照）のような食中毒や栄養障害説もあったが、夏に多い集団発生であり、家族内発生や、同じ病院で続発することから未知の伝染病が考えられた。戦時中に海外で拾った病原体を復員兵が持って帰ったので、各地に散発したのだという、まことしやかな説もあった。

厚生省は研究班を組織し、一九六四年五月の日本内科学会では、この疾患は亜急性脊髄視束神経症と名づけられ、英語病名の頭文字からスモン（SMON）と呼ばれるようになった。学会会長は「おとなのポリオ」と紹介したので、ポリオがウィルス疾患であることから、やはりスモンも感染症というイメージが広がった。

しかし、埼玉県の衛生研究所の調査では非伝染性だという結果であり、予定通りボート競技が行われた。一方で、スモン患者からウィルスが見つかったという報告も相次ぎ、そのつど「謎の奇病の原因解明」と新聞紙面を賑わせ、学会では真偽を巡って激しい論争が繰り返された。

日本に発生した新たな感染症という可能性に、地方のスモン発生地域ではパニック現象が起こった。顔を見ても伝染するからと、患者や家族が村八分にされ、家々に悪疫退散のお札が貼られた地域もある。そして、自殺者も相次いだ。このことは、今日なお強いトラウマを患者たちに残している。

スモン患者は増え続け、一九六〇年ごろは年間一〇〇例以下であったのが、六六年以降は急に増加して一〇〇〇例以上にもなり、最盛期の六九年には二〇〇〇例を超えて、日本中に流行しかねない勢いだった。最終的には二万人弱が罹ったと推定されている。

みどりの窓口

一九七〇年に転機が訪れた。東京のある病院のナースが、スモン患者の尿カテーテルに緑色の沈殿物があるのに気がついた。また、スモン患者の舌に緑色のベタッとした付着物(舌苔)が見られることもあった。東京大学医学部の時実利彦教授は、「これはスモン解決のみどりの窓口だ」と言ったという。東海道新幹線のコンピュータによる予約システム「みどりの窓口」が話題となっていた。そして、その通りになった。

六月三〇日、東京大学薬学部の田村善三教授のグループは、その緑色物質がキノホルム(クリオキノール)と鉄との複合体であることを明らかにした。キノホルムは下痢などによく使われていた整腸剤である。その情報を元に、スモンの名づけ親である新潟大学の椿忠雄教授は関連病院の投薬内容をチェックし、ほとんどのスモン患者が発症時にキノホルムを服用していたことを突き止め、八月九日に厚生省に報告した。同日、尿の緑色結晶の重要性に気づいた井形昭弘博士は、腹部手術後のスモン発症者はみなキノホルムを投与されていたと論文報告している。厚生省は九月七日に中央薬事審議会に諮問し、その答申を得て九月八日にキノホルム剤販売中止処置をとった。わずか七〇日間の転回で、行政当局の対応もスピーディであった。このころ、ことの重大さに椿教授はポケットに辞表を忍ばせていたという。

キノホルム禁止後には発症患者はほとんどなくなり、キノホルムを投与した動物実験でもスモンが確認された。あらためて調べてみると、病院でのキノホルム使用量とスモン患者数には相関があった。一九六一年以降に増えたのは、国民皆保険になって医師が患者の懐具合を気にせずに大量に投薬したからだと言われている。

実は、惜しいところでもっと前にキノホルムを摑まえ損ねていた。一九六六年に国立病院間での研究班が組織され、スモン患者のウィルス学的検索とともに、患者に投与されていた治療薬が調査された。多くの薬にキノホルムが含まれていたのだが、医者はそれぞれが別の薬と思って気づかなかったという。

キノホルム

キノホルムは、マラリアの特効薬のキニーネに似た物質で、殺菌力の強い黄色い薬である。一八九九年にスイスで開発され、傷の「ぬり薬」として販売された。

一九二〇年代になって、アメーバ赤痢に有効な殺菌力の強い飲み薬とされ、日本でも二九年には腸の感染症に有効で、副作用はないとして使われた。

だが、三五年にアルゼンチンでキノホルムによる神経系の副作用が発生し、スイスは本剤を劇薬に指定し、わが国も三六年には内務省令でそれにならった。ところが、翌年二月になってキノホルムの劇薬指定が説明のないまま解除され、戦時薬局方では普通薬とされて国内生産が始まった。当時は日支事変(日中戦争)の最中であり、ペニシリンなどの抗生物質がまだない時代、戦陣薬として必要だったのだ。筆者の父は戦時中シンガポールで重症のアメーバ赤痢になって治療を受けたが、足のしびれもまひも起こさずに回復した。アメリカも四五年には医学雑誌で「アメーバ症治療薬の乱用で中毒」と警告している。後に、キノホルムをアメーバ赤痢への短期間の限定使用とした。

敗戦直後の混乱期の日本では、消化器感染症が蔓延し、四八年にキノホルムの生産が再開された。厚生省の薬事審議会は、内外の薬局方に収載されている薬品を一括承認し、その中には本剤も含まれていた。その後、安全で無害な薬剤と思い込まれたまま広く使われ続けていった。

スモン訴訟

筆者が医者になった一九七五年には、すでに新しいスモン患者は発生しなくなっていたが、大学病院には慢性化したスモンの患者さんが何人も受診していた。病気を治すはずの薬のせいでこうなったのだと、背筋に鳥肌が立つような衝撃を覚えた。

スモン禍の被害者たちは、各地でキノホルムの製薬会社とそれを認可した国を相手取って訴訟を起こした。学会での薬害説とウィルス説をめぐる応酬や、対策を求める患者団体の請願行動などが社会面を長らく賑わした。その裁判の和解条件に、同様の薬害事件再発予防の法律の整備や補償とともに、被害者への恒久対策として健康管理がある。発症後四〇年以上経った現在でも、筆者もときには訪問検診を行っている。

あるとき、三重県と奈良県境の大台ヶ原の麓の、国道からかなり離れた山林の中の一軒家を訪れた。四〇代半ばの女性患者が一〇〇年も経った大きな家に住んでいた。下肢のまひは強く、起立も歩行もできないが、家中の敷居やかまちにスロープをつけてバリアフリー化し、這いずりながらなんとか生活していた。久しぶりの訪問者だったようである。若くしてスモンを発症した彼女をずっと育み庇ってきた両親と姉は、この三年の間に相次いで亡くなり、一人だけ残されたという。山と嵐のことや、大きな家に何かが宿っているようだが恐くはないと語り、診察を終えた筆者をなおも引き留めようと話題をつないでいた。耳を貸しつつ帰り支度をしたが、薬害によって作られたこの人の人生は何だったのだろうと思わざるをえなかった。

第V部　あの人の病気は何だったか？

1　芥川龍之介の頭痛と『歯車』

「ああ、頭が痛い。」

よく耳にするし、筆者も何度口にしたかわからない。心配事やストレスの表現だが、ときには本当に頭痛が起こってくる。頭痛が長びいたり、ひどい発作だったりすると、変な病気ではないかと心配になってくる。芥川龍之介は、幻覚を前触れにしてときおり襲ってくる頭痛にさいなまれ、自ら死を早めた。

文壇のホープ

大正デモクラシーの言葉で象徴されるように、大正時代は明るく輝いた世相で、市民文化の花が開いた時代でもあった。文学では、夏目漱石や森鷗外が晩年の力作の筆を執り、一九一五年(大正四年)には芥川龍之介が弱冠二二歳で『羅生門』を発表し、翌年の『芋粥』や『鼻』などで一躍文壇のホープとなった。

芥川は一八九二年(明治二五年)生まれだが、生後七ヶ月で母親が精神に異常を来した。引き取られて養育された母の実家の芥川家は、代々江戸城の奥坊主を務めた家柄であり、幼いころから文芸や芸事に関心を持つようになった。東京帝国大学文学部在学中に作家デビューし、卒業後は築地にあった海軍機関学校の英語教官や、毎日新聞社員をしながら文学の道を歩んだ。今昔物語などから翻案して、ウィットに富んだ人間観を醸し出す短編小説を書き、新理知主義といわれた。

しかし、徐々に彼の小説のトーンは重くなっていく。昭和に入って書かれた『河童』『或阿呆の一生』などは鬼気迫る作品である。健康を害し、精神的にも不安定となり、いわゆる神経衰弱に陥り、一九二七年(昭和二年)七月二四日の早朝に、睡眠薬自殺した。原因は悩み事による神経衰弱という説が強いが、激しい頭痛がより悲惨な精神状態に追い込んでしまったと思われる。

『歯車』の視覚体験

芥川が死の直前に自分の心象を書いた、いわば遺稿ともいえる短編作品『歯車』には次のような文章がある。

「……僕の視野のうちに妙なものを見つけ出した。妙なものを？——と云ふのは絶えずまはつてゐる半透明の歯車だつた。僕はかう云ふ経験を前にも何度か持ち合せてゐた。歯車は次第に数を殖やし、半ば僕の視野を塞いでしまふ、が、それも長いことではない、暫らくの後には消え失せる代りに今度は頭痛を感じはじめる、――それはいつも同じことだつた。眼科の医者はこの錯覚(?)の為に度々僕に節煙を命じた。しかしかう云ふ歯車は僕の煙草に親まない二十前にも見えないことはなかつた。僕は又はじまつたなと思ひ、左の目の視力をためす為に片手に右の目を塞いで見た。左の目は果して何ともなかつた。しかし右の目の瞼の裏には歯車が幾つもまはつてゐた。僕は右側のビルデイングの次第に消えてしまふのを見ながら、せつせと往来を歩いて行つた。」

また、頭痛の後にも、異様なものが見えてきている。

「……そこへ半透明な歯車も一つづつ僕の視野を遮り出した。僕は愈(いよいよ)最後の時の近づいたことを恐れながら、頸すぢをまつ直にして歩いて行つた。歯車は数の殖ゑるのにつれ、だんだん急にまはりはじめた。同時に又右の松林はひつそりと枝をかはしたまま、丁度細かい切子硝子を透かして見るやうになりはじめた。僕は動悸の高まるのを感じ……

三十分ばかりたつた後、僕は僕の二階に仰向けになり、ぢつと目をつぶつたまま、烈しい頭痛をこらへてゐた。すると僕の瞼(まぶた)の裏に銀色の羽根を鱗のやうに畳んだ翼が一つ見えはじめた。それは実際網膜の上にはつきりと映つてゐるものだつた。僕は目をあいて天井を見上げ、勿論何も天井にはそんなもののないことを確めた上、もう一度目をつぶることにした。しかしやはり銀色の翼はちやんと暗い中に映つてゐた。」

斎藤茂吉への手紙

視野の中に明るい半透明な歯車が見えてきて、数が増えて視野を埋め尽くし、そして頭痛が起こり、その後にも異様なものが視界をよぎる。しかも、この体験は小説に書いているだけではない。山田風太郎の『人間臨終図巻』によれば、歌人で精神科医でもある友人の斎藤茂吉への手紙にも書いている。「この頃又半透明なる歯車あまた右の目の視野に回転することあり、或いは尊台の病院〔斎藤が院長をしていた青山脳病院〕の中に半生を了ることと相成るべき乎。」

別の手紙では、「近頃目のさめかかる時いろいろの友だち皆顔ばかり大きく体は豆ほどにて鎧を着たるものの大抵は笑いながら四方八方より両目の間へ駆けくるに少々悸(おび)え居り候」とある。

このように、異様なものが現れるので、彼は、いよいよ最期の時の近づいたことを恐れていた。自分の精神の平衡が狂ったので、幻覚が現れるようになったと思い込んだ。不気味な幻覚の様子を陰々滅々とした筆致で、小説や手紙に何度も書いているうちに、自分の心をますます追い込んでいったのだ。それが、遺書にある「唯ぼんやりした不安」であったようだ。そして、死を選んでしまった。

片頭痛

芥川は元来神経質な性格であり、幼くして別れた母親は狂い死にであったといわれ、それを気にしていた。晩年、といっても三〇代だが、彼は対人関係や金銭のトラブルのことなどで、精神的ストレスが強く、そこへあるはずのない〝歯車〟や〝銀色の翼〟〝顔ばかりが大きな豆人間〟などがしょっちゅう見えてくるのは、自分が狂っていく証拠と考えていたに違いない。

しかし、今日なら専門医でなくてもいい、気の利いた医学生でも、芥川の歯車の診断はすぐにつく。片頭痛だ。典型的な場合は、小説と同じように、頭痛の前に歯車のような形のギザギザした輝く光、専門用語でいうと閃輝暗点が出現し、それが消えた後に今度は頭痛が襲ってくる。頭痛の前ぶれ(前兆/アウラ)は、閃輝暗点や目がかすむ霧視、吐き気、聴覚過敏、異常な臭いなどが多いが、ないこともある。また、まれには頭痛と反対側の手足が一時的にまひする人もいる。

『歯車』の中では、頭痛については細かく書かれていないが、頭の片方で、おそらくは心臓のリズムと一致してズキンズキンと鋭く差し込むように起こり、それから持続性の痛みになって、数時間から数日続く。頭痛の後は気分が変化し、落ち込んでしまう人もいれば、逆に気分が多幸的になったり高揚する人もいる。芥川は落ち込んだのだろう。ストレスや睡眠不足、強い光や音、月経などで、この片頭痛発作が起こりやすい。遺伝的な要素もあるようだし、稀な疾患ではミトコンドリア病の部分症状のこともある。

不思議の国のアリス症候群

片頭痛発作がどうして起こるかというと、まず脳の一部の神経細胞が異常に亢奮し、それが周囲の細胞に伝わっていく。視覚の中枢である後頭葉でよく起こるので、視野に明るく輝くギザギザが現れる。その様子の患者自身によるスケッチもある。神経細胞の亢奮が収まると、それに反応して脳の血管が拡張し、また、炎症反応が起こってくる。だから、脈拍と一致したズキンズキンとした激痛になるのだ。視覚中枢の神経細胞が亢奮したのだから、発作が治まってもその部分の働きに異常が残り、さまざまな幻覚が現れる。

『不思議の国のアリス』の作者ルイス・キャロルも片頭痛持ちだったという。物語の中で、アリスの体が大きくなったり首が長くなったりするが、このような変形（メタモルフォシス）の錯覚は「不思議の国のアリス症候群」とも呼ばれ、視覚情報を処理する後頭葉の症状だと考えられている。

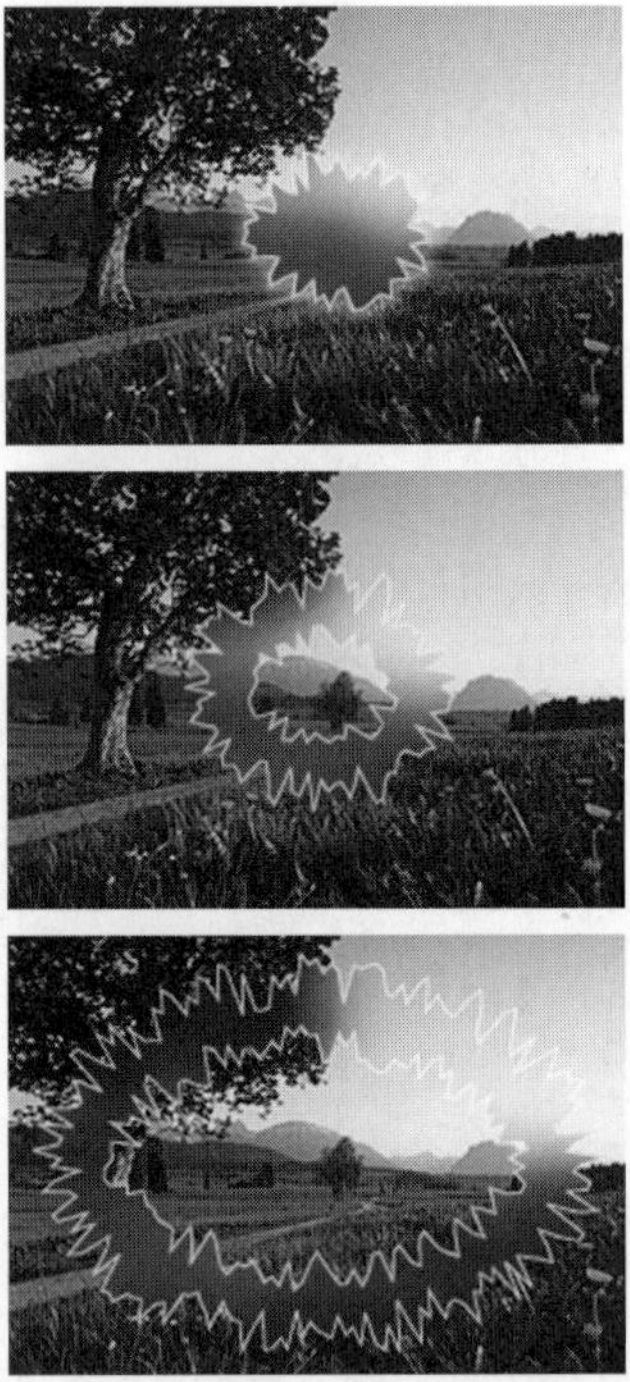

片頭痛患者の閃輝暗点
輝く歯車が回転しながら大きくなっていく.

もちろん、治療法もある。てんかんと同じように、神経細胞の亢奮が引き金なのだから、てんかんに利く薬剤が有効だし、発作後の血管拡張を抑える薬で頭痛は軽くなる。芥川の時代には片頭痛の病態はわかっていなかったし、神経学が未発達だった日本では、異常な視覚体験が精神異常につながるのではないと、芥川に説いてくれる医者もいなかった。

頭痛持ちの大統領

片頭痛は古くから知られている頭痛発作で、古代ギリシアの医師ヒポクラテスも、光が見えてきた後におこる激しい頭痛のことを書いている。歴史上の人物の中にも片頭痛は少なからずいたはずだ。アメリカの歴代大統領では、古くはジェファーソンやリンカーンが片頭痛持ちだった。現代では、太平洋戦争最終局面で原子爆弾投下を決定したトルーマン、その次のアイゼンハワーやケネディがそうだったと言われている。

第三七代アメリカ大統領のリチャード・ニクソンは、ウォーターゲート事件で辞職に追い込まれた人物だが、あるとき医者に訊かれて次のように答えたという。「私には片頭痛はない。私が他人の頭痛の種なのだ。」

頭痛はありふれた症状で、心配事やストレスなどで、頭が重くなったり、じわーっと痛む緊張性頭痛が一番多い。これは頭の周囲の膜状の筋肉が収縮するためとも考えられている。片頭痛や緊張性頭痛のような頭痛だけの病気のほかに、脳腫瘍や脳炎、くも膜下出血などのたいへんな病気が原因の頭痛もある。診断を誤ると命取りにもなりかねない。だから、治療や診断がうまくいかないと、診ている医者の頭が痛くなってくる。

2　ダーウィンに来た病気

進化論の提唱者チャールズ・ダーウィンは言わずと知れた科学史上の巨人である。ビーグル号による世界一周から帰った後の半生は、精力的な冒険家のイメージはなく、健康不安を抱えながらの生活であった。その理由についてさまざまな説が出されてきたが、二一世紀に入って本命が現れたように思われる。

ビーグル号の冒険

一八〇九年に生まれた彼は、一六歳でスコットランドのエジンバラ大学で医学を学び始めた。だが、血を見るのが嫌いで、解剖実習や外科手術に立ち会うことができなかったともいう。現代でも、最初から血を見るのが平気という医学生は少ない。筆者は初めて解剖実習をした晩に、献体していただいたおばあさんが夢の中に出てきた。ダーウィンの時代は麻酔がなく、手術は患者のわめき声が響く中で行われており、現代の医師でも正視するには勇気が要るに違いない。

彼の心は、幼少のころから馴染んでいた地質学や博物学へとさらに傾いていった。一八二七年、父は彼を医学に不向きだと判断し、牧師にするためにケンブリッジ大学神学部に入学させた。当時のイギリスの聖職者の中には、いい家庭の坊ちゃん育ちで趣味的な暮らしを送る人も多かった。ダーウィン青年も、田舎の教区の牧師として聖書を朗読しながら、博物学に没頭する未来像を描いていたかもしれない。

一八三一年、二二歳の彼はケンブリッジ大学を卒業し、その年の暮れにイギリス海軍の測量船ビーグル号で、五年にわたる世界一周の航海に出た。『ビーグル号航海記』(正式書名は、『海軍大佐フィッツ・ロイ艦長指揮、英国海軍軍艦ビーグル号による世界周航中に訪れた諸国の自然史ならびに地質学に関する調査紀要』)は、進化についての考察の舞台となるガラパゴス諸島での観察が有名であるが、それだけではない。スペイン語でサー・チャールズを意味する「ドン・カルロス、博物学者」のパスポートで南米の荒野を旅し、インディオ(南アメリカの先住民)と開拓者や騎兵隊との間の相克を目の当たりにし、克明に記録している。西部劇映画を思わせる記述だ。

また、南米最南端のフエゴ島に、イギリスで教育を受けさせた先住民の子どもたちを送り返すため訪れたときの原住民の暮らしの記録は、われわれの祖先の石器時代もかくやと思える臨場感がある。そして、一八三五年二月にはチリで推定マグニチュード八・五の巨大地震に遭遇し、その揺れの様子と直後の大津波による惨状、それに地震後の地形の変化を描き残している。帰国後は、航海で採集した化石や標本などを整理して論文を書きながら暮らし、一八三九年に母方の従妹のエマ・ウェッジウッドと結婚した。磁器で有名なウェッジウッド家の令嬢である。一八四二年にウェールズ地方の山に地質探査に行ったのが長時間の歩行ができた最後だと、自伝の中で述べている。その後、ロンドン近郊のダウンに居を定め、大学や博物館のポストに就くこともなく、田園生活の中で進化について考えを進め、一八五九年に『種の起源』を発表した。「すべての生物種は共通の祖先から変化して、自然淘汰により進化してきた」という、聖書の教えに反する考えは、社会に大きなインパクトを及ぼした。熱い議論を呼び、彼もその渦中へと巻き込まれていった。

一八六〇年夏、オックスフォードでのイギリス科学振興学会で、進化論が保守派の学者や聖職者から難詰されたことがあった。このときダーウィンに代わって理路整然と論破したトマス・ハックスレーは、「この考え方が理解できない人間の子孫であるよりは、サルの子孫である方がましだ」と締めくくった。ダーウィンは出席しようとはしたが、嘔吐と頭痛のために出席できなかった。

その後も彼はダウンで観察や実験を行い、本を執筆しながら過ごしたが、一八八二年四月一九日、自宅で心臓発作により息を引き取った。七三歳であった。葬儀はロンドンのウェストミンスター寺院で行われ、そこに葬られた。王族や国の功労者が眠っている、イギリス国教会の聖堂である。聖書の記述を否定した彼の墓がそこにあるのは、その国の懐の深さゆえなのだろうか。

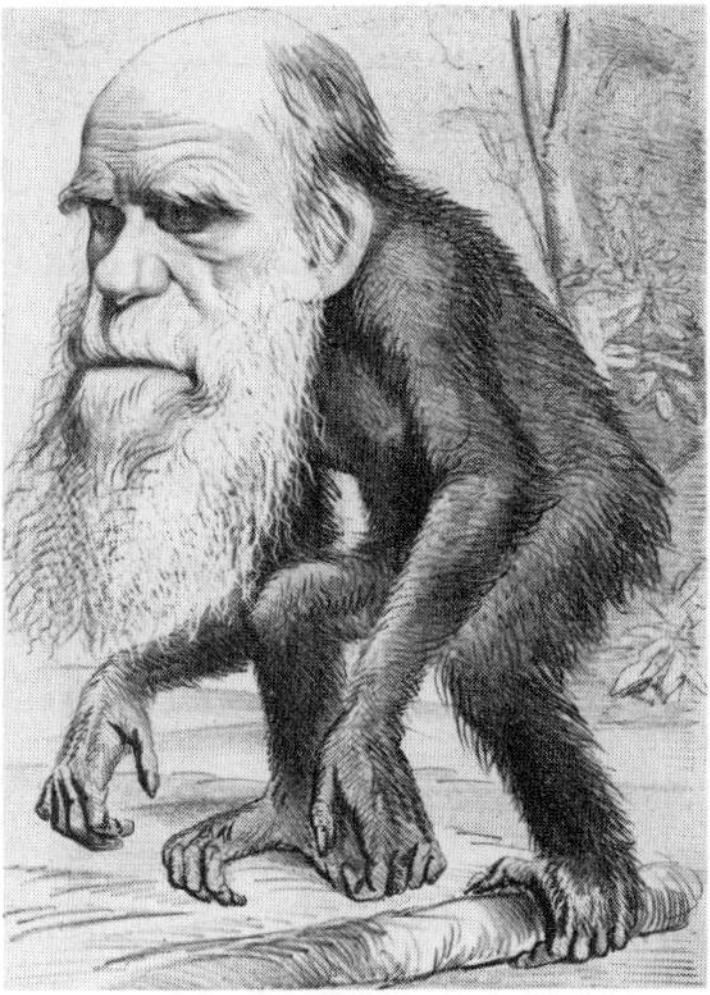
サルから頭が進化したダーウィン

『自伝』の症状

このように、ダーウィンの後半生には、これといった大きなエピソードがない。一八七六年に家族のために書いた自伝には、絶え間ないさまざまな体調不良に悩まされ続けながら、進化論と自然を考え続けた一生が綴られている。しばしば繰り返す嘔吐、頭痛、失神、疲労感、脈の乱れ、手足のしびれに皮膚炎、……。晩年の一過性の記憶障害やまひなどは、脳血管系の障害を思わせるが、それ以外は、どちらかといえば捉えどころのない症状である。

今のように予防注射や抗生物質のない時代なので、熱帯の航海や探検の間に何かの風土病に罹り、それが慢性化した可能性も考えられる。南米の風土病であるシャーガス病罹患説が唱えられている。『ビーグル号航海記』には、一八三五年三月二六日にアルゼンチンとチリとの国境に近いアンデス山脈ふもとのメンドゥーサ州のルハン村に泊まったときの記述がある。

「夜半に、ベンチュカというレドゥウィウス属に含まれるパンパス産の大きな黒いナンキンムシに攻撃された。文字通りの攻撃だ。何しろ一インチもある。翅がないグニャグニャした虫で、こいつに体を這い回られると、全身がおぞけだつほど気味が悪い。……咬まれても全然痛くない。ぐいぐい血を吸って、ものの一〇分と経たぬうちにウェハースのような平たい体がまん丸の球に変化する様を眺めるのは、実に興味深い。」（『新訳 ビーグル号航海記』荒俣宏訳）

ベンチュカとは吸血性のカメムシで、寝ている人の口の周りを這い回り、デリケートに甘く咬んで、血をたらふく吸う。さらに怖ろしいことに、シャーガス病病原体の原虫トリパノソーマ・クルージを媒介し、これに感染するとやがて、心臓や腸、脳などを侵して、疲れやすさや消化不良、不整脈などさまざまな症状を来す。最後には心臓にできた動脈瘤が破裂して突然死するのだ。

慢性の心臓や消化器疾患は、確かに疲れやすさや失神、嘔吐などを起こすので、それらしくも思える。が、ダーウィンのこれらの症状はビーグル号出航前から起こっている。動悸と胸痛があり、出航後もしばしば体調不良になっている。それに後で述べるように、南米に行ったことのない兄や母方の叔父にも、同じような症状があった。

周期性嘔吐症

エジンバラとケンブリッジ在学中に周期性嘔吐症が出現している。食後二、三時間で起こるので、胃の中のものはすでに腸に行って吸収されており、痩せることはなかった。が、ときには胆汁や血まで激しく嘔吐している。また、お腹がふくれて痛くなる。このころからたまに喩えようもない疲れを自覚し、すぐに眠くなる。航海中は船酔いが酷いだけではなく、アルゼンチンやチリの内陸探査中にも嘔吐症や疲労、傾眠の症状で、ときには一ヶ月も寝込んでいた。そして、頭痛や視覚異常も加わった。

一八三九年に最初の子どもが生まれる直前から、飲酒していなくても二日酔いのようになり、寝込んだという。このような症状のひきがねは疲労、不安、気温の変化、ストレスなどであり、終生続いた。自伝では、家族以外の人と一時間も話しているとひどく消耗し、後でひどい苦しみが……とも書いている。だから、世渡りには不利なことを自覚しながらも、彼は社交を好まなかった。

心身症説

心身症だという説もある。精神的ストレスによって身体の症状が出てきたり、悪化するものだ。怒りや心配事で血圧が上がったり、頭痛がするのは典型的だ。

ダーウィンは父の期待に沿えなかったことが心理的負担であったし、その父は肉体的にも精神的にも存在感のある立派な人だったので、なおさらだ。ビーグル号乗組みにも父は当初反対したので、出航前の脈の異常もうなずける。また、『種の起源』の執筆は、キリスト教からすれば異端なので、相当のストレスだったのは想像に難くない。さらには、最愛の妻エマが創造説を信じる敬虔なキリスト教徒であった。だから、それらのプレッシャーに押しつぶされてオックスフォードの学会の前に体調を崩したとも考えられる。そうかもしれない。しかし、あの時代にさまざまな困難が待ち受ける世界一周をした人だ、柔な心の持ち主とは考えにくい。

消化器系の症状から、腸のクローン病だとか、乳糖不耐症という考察もあるが、他の症状を説明しきれない。

彼の進化論はやがて遺伝学、さらにはＤＮＡなどの分子生物学へとつながり、それに基づいて多くの病気の本態が明らかになった。ダーウィンに来た病気もそのような一つ、ミトコンドリア病である。

ミトコンドリア病

細胞の中にあるミトコンドリアは糸粒体ともいい、ブドウ糖や脂肪からエネルギーを取り出す、いわば細胞のボイラーだ。暴走するとヒートアップするし、働きが悪くなると元気が出なくなる。だからこれが病気になると、人は疲れやすくなる。良きにつけ悪しきにつけ精神的に亢奮すると、脳がくたびれて眠気を催してくる。また、細胞でブドウ糖を燃焼しきれないので、炭水化物をたくさん食べると、乳酸という物質が溜まって、血液が酸性になり、吐き気が出てくるし、片頭痛のような頭痛も起きる。周期性嘔吐症の中には、ミトコンドリアの異常が確認されているタイプもある。ミトコンドリアは一つの細胞に何百個もあるので、異常のあるミトコンドリアの割合によって、症状の重さも異なってくる。

女系の病気

もともとミトコンドリアは、アルファ・プロテオバクテリアから進化した一個の独立した微生物で、何十億年か前に、われわれの祖先だった単細胞生物の中に寄生を始めたのだという。植物の葉緑素も同じように別の生物だったと考えられている。だから、

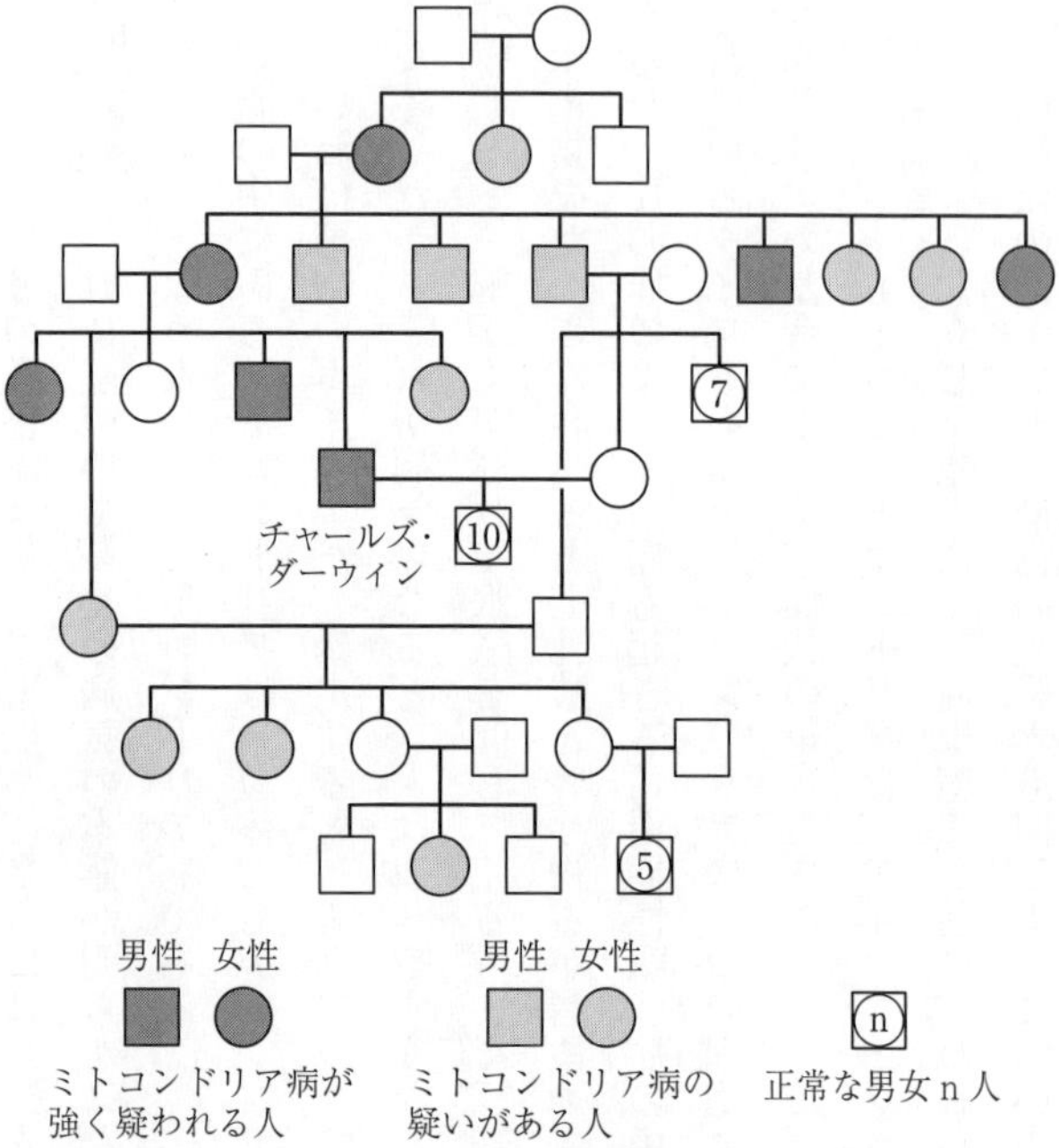

ダーウィンの家系図

ミトコンドリア病の疑いがある人は，全て母親を介して遺伝している．（Finsterer と Hayman の図に基づく）

細胞の中でミトコンドリアは勝手に分裂して増えていくし、独自のDNAも持っている。

どの細胞のミトコンドリアも母親の卵子から受け継いだものだ。つまり女系で伝わってきた。旧約聖書によれば、世界中の人間はおしなべてイヴの子孫である。世界中の人間のミトコンドリアのDNAを分析すると、みな今から十数万年前にアフリカに住んでいたある女性の子孫になるという。生物学の世界では、この女性はミトコンドリア・イヴと呼ばれている。もちろん同時期に別の女性もいたはずで、偶然彼女の女系子孫が続いてきたということである。
ダーウィンの家系をくわしく検討すると、母には周期性嘔吐症があり、妊娠時に酷かった。母方の叔父の一人と彼の兄も周期性嘔吐症と頭痛に悩み、姉妹にも過敏な人がいた。さらには、ミトコンドリア脳筋症という重い症状を疑わせる人もいる。みな、彼と同じ女系に属し、同一のミトコンドリアを受け継いでいる。妻エマは従妹だが、彼女の父と彼の母が兄妹であったので、エマのミトコンドリアはダーウィンのものとは異なる。エマには周期性嘔吐症はなかったし、二人の間の一〇人の子どもには、誰一人として彼のような症状は出てこなかった。

世界中の文物や標本を集めて大英博物館を創設したように、イギリス人の収集癖と博物学は世界に冠たるものがある。その第一人者のダーウィンの病気が、また医学の中での博物学的興味をかき立てている。ミトコンドリア病仮説は、その診療に携わることもある筆者には興味深く、それらしく思える。ＤＮＡ解析が待たれる。

3　エドワード七世の戴冠式

ロンドンのウェストミンスター寺院には、王や女王たちの等身大の寝姿を刻んだ柩を納めた廟が続いている。かのエリザベス一世やブラディ・メアリーなども眠っている。一九五二年にエリザベス二世がそこで王冠を戴き、二〇一一年にはウィリアム王子とキャサリン妃の結婚式なども行われた。いわば、ここはイギリス王室の聖なる空間なのだ。

戴冠式の延期

一九〇二年六月二四日火曜日には、ここのチェッカーボードのフロアで新国王エドワード七世の戴冠式のリハーサルが行われていた。彼はヴィクトリア女王の第二子であり、陽気な性格で国民に人気はあったが、すでに六〇歳で必ずしも若くはない。前年の一月二二日にヴィクトリア女王が在位六四年で崩御し、ここで国葬が行われた。

六月二六日の戴冠式本番に備えて、式次第を確認している大僧正に使者が近づき、メモを渡した。大僧正は手を挙げ、リハーサルに集まった一同を静粛にさせてから、次のように読み上げた。

「国王陛下は重病に罹り、大手術を受けねばなりません。戴冠式は延期されました。」
同じころ、ウェストミンスター寺院にほど近いバッキンガム宮殿の正門に張り紙がなされた。あの有名な近衛兵が警護しているところだ。

国中と世界を驚かすが、六月二四日の布告によって、国王の病気のため、戴冠式は無期延期となったことを告げる。公的文書は以下の如し。
国王は外科手術をお受けになっている。国王は盲腸周囲炎にお罹りになられている。土曜日にはご容体がよく、陛下は戴冠式の儀式を行えると思われていた。月曜日の夜にぶり返しが明らかとなり、本日、外科的手術が必要となられた。(四人の医師の署名)

四人の医師には、外科学の重鎮で無菌手術を提唱したリスターと、侍医のレイキングが含まれていた。盲腸周囲炎は、今日の虫垂炎である。

閲兵式

一〇日ほど前の六月一三日、エドワード七世は、戴冠式に先立つ行事である大英帝国陸軍の閲兵のために、ロンドンの南西五〇キロメートルにある、アルダーショット基地に向かった。晴れの閲兵式であり、兵隊の軍服も赤や青の原色で派手なものだったに違いない。また、ここの軍楽隊は当時も現在でもピカイチである。その閲兵式の最中、王様はご気分が優れなくなり、蒼白となった。

翌一四日朝になっても、腹痛と吐き気があったが、王様は大食漢であり、しばしば消化不良を起こしていたので、侍医はいつもの軽い下剤を調合した。その夜は、軍楽隊の演奏を鑑賞して軽い夜食をとって就寝したが、真夜中にひどい腹痛と嘔吐におそわれた。発熱と苦悶状態を呈し、侍医は盲腸周囲炎を疑い、ロンドンから王室外科医を呼んだ。

一五日の日曜日、王様の悪寒と高熱は治らず、閲兵式には出られない。

一六日、当時は鎮痛剤としてよく用いられていたアヘンが投与されて小康状態となり、宮殿のあるウィンザーまで馬車で二五キロメートル移動した。

一八日、侍医はとうとう王様の右下腹部の腫れ物を触知した。外科医を招いて診察を受ける必要があると告げられた王様は、それでは戴冠式がダメになると怒りまくった。激昂のあまり侍医を部屋から追い出したほどだったが、君主は理性的であるべきだと思い直し、侍医を呼び戻した。そして虫垂炎の大家である外科医、フレデリック・トレヴィスを招請することに同意なされた。

骸になって

トレヴィスは、六月二〇日にロンドン市役所で虫垂炎について講義をすることになっていたが、それをキャンセルしてエドワード七世の許に駆けつけ、王様の虫垂炎を確認し、手術のタイミングを見計らうことにした。

ところが、二一日には王様の熱は下がり、腫れも引いた。アヘン投与でこのまま治療が可能ではないかと、関係者に楽観論が広まり、二三日の月曜日、王様はウィンザーからロンドンへ戻られた。三五キロメートルの鉄道の旅である。

その日の午後、ウェストミンスター寺院で戴冠式のリハーサルがされていたとき、バッキンガム宮殿では祝宴が行われていた。その最中に突然、王様はまた腹痛に襲われた。体温は急上昇し、消えていた腹部の腫れは再び大きくなり、触知されるようになった。医師たちが呼ばれ、トレヴィスも召し出され、医師団は手術が必要と判断し、王様に薦めた。が、王様はかたくなにいやがる。

「朕は臣民との約束を守らなければならない。朕は戴冠式のためにウェストミンスター寺院に行くのだ」と繰り返し言い続けた。何度目かの「朕はウェストミンスター寺院に行くのだ」

の後で、トレヴィスはすかさず言った。
「ならば陛下、陛下は骸になってウェストミンスター寺院に行くことになります。」
強い信念と自負に裏打ちされた一言だ。一瞬、王様は茫然とし、言葉を失い、ややたって、手術に同意した。

虫垂炎の手術ができるまで

虫垂炎は盲腸炎とも言われるが、盲腸は小腸から大腸に移行するところで下方に向かってふくらんで閉じている部分である。虫垂はその盲腸にくっ付いているミミズのような形の管状の組織で、英語ではappendix（付録）と呼ばれている。虫垂炎が悪化すると、破れて膿が広がって腹膜炎となり、命取りになる。

医学の歴史の中で虫垂が意識されたのは、心臓や肝臓、胃や腸などのほかの臓器に比べてずっと遅く、一五〇〇年ごろのレオナルド・ダ・ヴィンチの解剖図譜が最初だ。五〇年後のヴェサリウスの解剖図譜では、虫垂は図示されているが、本文中には何の説明もなく、無視されている。

エジプトのミイラには虫垂炎の痕跡があるものもあるらしいが、虫垂炎の記載は一六世紀中ごろからで、一八一二年にはジェームス・パーキンソン（パーキンソン病に名前を残している）が腹膜穿孔の病理報告をしている。治療となると、一九世紀末まで、大量のアヘン投与や、吐き気止めや下剤(今日では禁忌!)の処方であった。右下腹部痛と高熱で苦悶する女性患者に、当時の先端医療であるクロロフォルム麻酔を行って一か八かで開腹し、虫垂切除に成功したのは一八四八年のことであった。

手術には消毒や無菌操作も必要だ。エドワード七世の手術の告知文に名を連ねているリスターが、手術野や器具への石炭酸による消毒で、開放骨折(折れた骨が皮膚から飛び出ている)患者の手術に成功したと、医学雑誌『ランセット』に報告したのは一八六七年である。不思議なことに、当初は無菌消毒への抵抗が大きかったが、術後の敗血症合併が明らかに減り、普及していった。

一八八七年、アメリカでジョージ・モートンが虫垂切除を成功させた。エーテル麻酔を初めて行ったウィリアム・モートンの息子であり、自分の兄弟や次男を虫垂炎で失っていた。翌年、ロンドン病院の外科医で三五歳のトレヴィスが成功している。彼も娘を虫垂炎で亡くしていた。

国王の手術

一九〇二年六月二四日昼一二時三〇分、バッキンガム宮殿にてトレヴィス執刀の許に、肥満体の国王エドワード七世の右下腹部切開が開始された。被膜に覆われた化膿した虫垂が見つかったが、腹腔には波及していなかった。虫垂から排膿し、排膿管（ドレーン）を留置して閉じた。手術の創はヨードホルムを浸した包帯で覆われた。

王様はすぐに解熱し、腹痛も治まり、翌日はベッドに腰掛けタバコをふかすほどだったという。七月下旬には、用心のためにトレヴィスとレイキングを同行させはしたが、ヨットで航海に出るほどになり、延期されていた戴冠式も八月九日にウェストミンスター寺院で行われた。

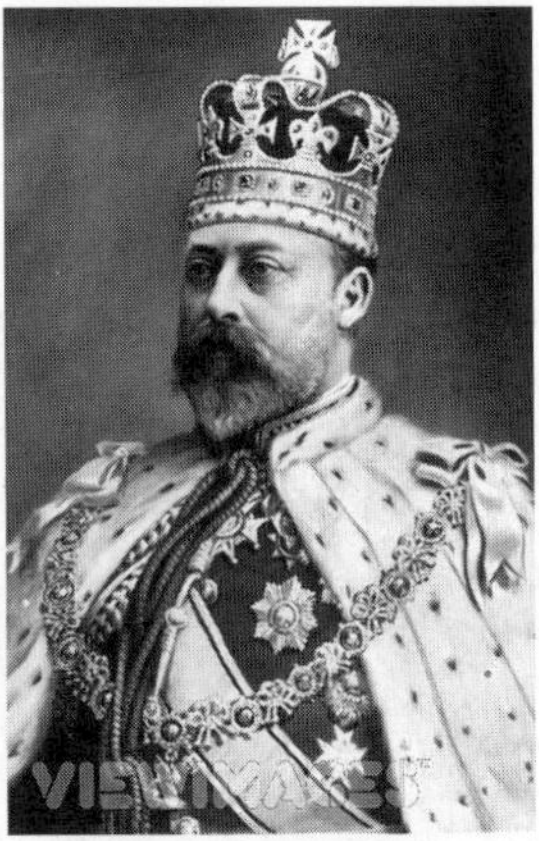

戴冠式のエドワード7世

エドワード七世は大英帝国の最盛期に君臨し、不安定な国際情勢をうまく調整して〝ピースメーカー〟と謳われ、甥や姪の子どもがドイツやロシアの皇帝だったので“Uncle of Europe”とも呼ばれた。が、大量の喫煙が祟り、呼吸器疾患で一九一〇年五月に崩御した。戴冠式の虫垂炎は文字通り appendix のようなエピソードだったかもしれない。

トレヴィスは数々の名誉に包まれ、虫垂炎の外科手術もこれを機に広く普及していった。もし、国王の手術が手遅れだったり、合併症で亡くなったりしたら、その後の外科の発展はどのようになっただろうか。

横綱の虫垂炎

一九七一年七月場所で優勝した横綱玉の海が一〇月に虫垂炎の手術を受け、退院前日に急死した。死因は虫垂炎そのものや腹膜炎ではなく、肥満の人の術後にみられる、肺動脈の脂肪塞栓であった。

現役で病死した横綱は外に二人いて、一人は江戸時代の大横綱谷風でインフルエンザの犠牲になった。もう一人は玉の海の師匠の師匠にあたる玉錦だ。当時無敵の横綱双葉山を打倒する一番手と目されていたが、一九三八年晩秋、九州での巡業の最中に右下腹部痛に襲われた。虫垂炎と診断し、直ちに手術をすすめる医師に、「俺がそんな病になるものか、どうせ冷え腹程度にきまっている」と、あらがった。付き人に蒸しタオルで患部をもませて一時的に軽快したが、結局病院に担ぎ込まれ、開腹すると腹腔内は膿だらけで、抗生物質のない時代ではなす術がなかった。苦悶状態の大男にナースたちは怖がり、近寄らなかったという。エドワード七世の手術から三六年後である。

虫垂は役立たずの代名詞だったが、今では名誉を回復している。リンパ組織が多く、腸の中に多い有害な細菌の増殖を防ぐ免疫的な役割があるともいう。また、細菌でも俗に善玉菌といわれるような、人の役に立ちつつ腸内に共生している細菌(常在菌)をストックしておき、腸の感染や下痢などで失われた細菌を補充する、なくてはならない臓器という位置づけになっている。

4　意気地なしのアル・カポネ

一九二九年二月一四日午前一〇時三〇分、シカゴの運送会社の車庫に密造酒取引のため七人の男が集まっていた。そこへ制服警官姿の四人の男が現われた。手入れかと思い、言われるままに壁際に両手を挙げて後ろ向きに並んだ七人に、マシンガンの連射が浴びせられた。俗にいう「聖バレンタイン・デーの虐殺」である。

黒幕はアル・カポネで、対立するギャングの一味を情け容赦なくまとめて消したのだ。彼は、パールグレイの中折れ帽とスリーピースのダークスーツに身を包み、少年時代の抗争で傷ついた顔からスカーフェイスと呼ばれた、暗黒街の帝王であった。

七年後、西海岸のサンフランシスコ湾に浮かぶアルカトラズ島の刑務所で、他の囚人から脅かされて毛布をかぶって泣いている男がいた。囚人のストライキに参加しなかったことで嫌がらせを受けたカポネだ。かつての帝王は気力が弱まり、他の受刑者に馬鹿にされるようになったのである。

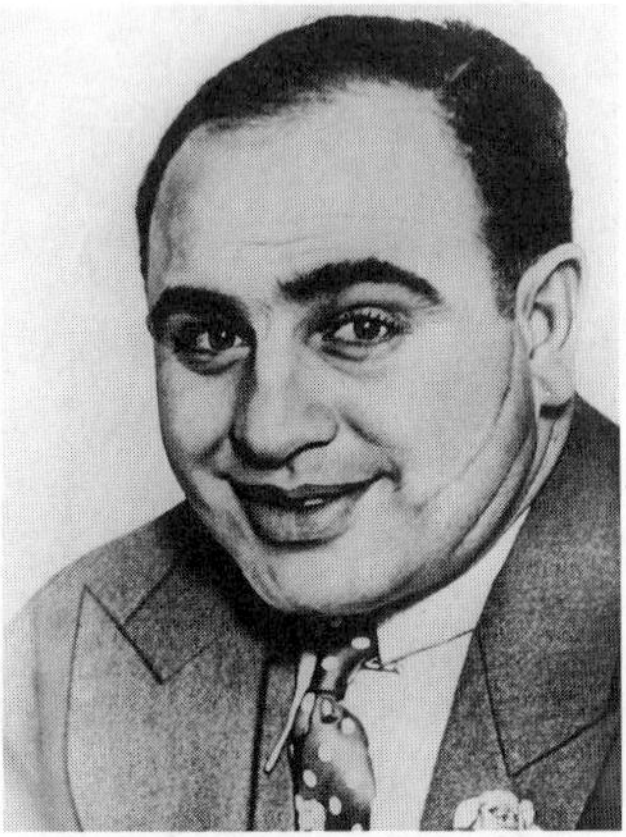

アル・カポネ
左頬の傷痕からスカーフェイスと呼ばれた.

暗黒街の帝王

アルフォンス・カポネは一八九九年生まれのニューヨーカー、ただし親は貧しいイタリア移民でスラム街育ち。横幅のある体、平たい鼻に厚い唇で丸顔。精悍な感じではないが、暗黒街の抗争では素早く動き、一〇代ですでに頭角を現していた。結婚を機にボルチモアで堅気の生活をはじめたが、長くはつづかず、シカゴに移ってふたたび裏社会に入り、ギャング界の大物になった。

一九二〇年代のアメリカは、酒を造ってはいけない、売ってはいけない、輸送してはいけないという、禁酒法の時代である。だがなぜか飲酒は禁止されず、密輸入や密造、密売が横行した。カポネは、一九二四年のハンドシェイク・マーダー（握手で相手の右手を封じて暗殺）や聖バレンタイン・デーの虐殺などで、ライバルのギャングを片っ端から消していった。一説によると、四〇〇〇人の殺人を指令し、二〇〇人以上は自ら手を下している。さらに賭博、売春、ユスリ、タカリと裏社会ビジネス全般に手を広げ、一九二七年の所得は一億数千万ドルともいう。政治家や警察を買収していたことはいうまでもない。

一方では社会サービスも行い、〝現代のロビン・フッド〟扱いもされた。一九二九年からの大恐慌の際には、職どころか食を求める失業者に毎週何千食もの無料給食サービスを行った。もっとも、費用は彼が自腹を切ったというよりは、地区の食料品店などに強面の影響力を行使したものらしい。

ＦＢＩや警察は必死でカポネを逮捕しようとしたが、なかなか尻尾を出さず、一九三一年になって脱税容疑でやっと逮捕した。実は、対立するマフィアによる暗殺を逃れるために、短期間の刑務所入りをもくろんでいたらしい。が、考えが甘かった。巨額の罰金と懲役一一年の判決を受けてしまった。

服役中の一九三三年に合衆国憲法修正第二一条が成立し、彼に暴利をもたらした禁酒法は廃止され、密造ビジネスはなくなった。

チキン・ギャング　カポネは逮捕前からすでに性格が変わってきており、慎重さがなくなって、短絡的で粗暴になっていた。それで微罪での収監を思いついたという説もある。一九三二年にアトランタの刑務所に送られ、当初は囚人ながら暗黒街の顔役として優雅な生活をおくったが、現実とは遊離した妄想を抱くようになっていった。

ワッセルマン反応が陽性、つまり梅毒が中枢神経系をおかしていた。ビスマス剤による治療が試みられたが、効果はなかったようだ。今は行われることのない治療法だ。常用していたコカインの禁断症状も加わってきた。当時、コカインは合法的であった。知的能力の低下したカポネは、囚人仲間からは「女と酒はどこにある？　でぶっちょ」と馬鹿にされた。もめ事で「俺のことを知らないのか」とすごむ彼に、相手は「知っているよ。この脂ぎったギラギラ野郎(greaseball)！」と罵り、鋏で刺す始末である。

ギャングのドンがチキン(弱虫)になったのである。

一九三四年夏、アルカトラズ島に送られた。この島の周囲は激しい海流が取り巻きサメも泳いでいて、重罪囚人用の脱走不可能な刑務所として開設されたばかりだった。囚人八五号のカポネはよたよたとした足取りでひとりごとをつぶやき、〝モップかつぎのイタ公(Wop with the mop)〟と他の受刑者にいじめられ、ますます無気力になっていた。

刑務所での症状

一九三八年の診療録では、神経梅毒の徴候であるアーガイル・ロバートソン瞳孔（不規則に収縮していて、対光反射がない）が認められている。薄ら笑いを浮かべ、頭が混乱し、毎晩、何回もベッドをつくりなおしていた。二月五日、痙攣発作から昏睡状態となり、入院した。意識回復後は精神錯乱を来したが、数日で回復した。性従順で知能も正常だが集中力はなく、論理的な思考力や判断力はかなり低下している。誇大妄想で、刑務所から釈放後の壮大な計画を練っていた。ときどき放心し、「神や天使が祈りに答える声が聞こえる」などと言ったことが記載されている。

一九三九年九月には、知能は八歳から一三歳くらいの少年並みであり、検査には協力的ではなく、時に攻撃的でもあり、彼自身および周囲の安全のためにも隔離した方が良いと書かれている。このような状態にもかかわらず、外部の闇世界にはまだ影響力があったらしく、逮捕容疑となった脱税の密告者が、彼の釈放直前に殺された。

釈放以後

一九三九年一一月に釈放されると、直ちに東海岸のボルチモアに行き、マラリアによる発熱療法を受けた。高体温が梅毒の病原体、トリポネーマ・パリドゥム（スピロヘータ）を殺すので、マラリアに感染させて発熱させるのだ。また実用化されたばかりのペニシリンが有効とされ、一九四五年、カポネは最初のペニシリン療法を受けた梅毒患者の一人になった。しかし、完治するには時すでに遅かった。このころの写真では、両脇を支えられて足を開いて立っており、梅毒性の脊髄癆による深部感覚障害で起立が不安定になっていたことがうかがわれる。

　妻やかつての部下に守られて平穏に暮らし、一九四七年一月一八日、カポネは四八歳の誕生日を祝った。二一日明け方、大きないびきと激しい息づかいに妻が気づき、一度は目を覚ましたが、全身痙攣を来した後、まひして意識が無くなった。脳卒中発作を起こしたのだ。肺炎を合併し、貴重なペニシリンが大量に投与されたが効果なく、二五日に死亡した。

　一九二五年に淋病の治療歴があるが、このときのワッセルマン反応は不明だ。一七歳での結婚時に、すでに梅毒に感染していたようだと医師に告げており、妻に負い目を感じていたのかもしれない。ただし、感染第一期の皮膚症状はすぐに消え、彼自身は治ったと思っていたとのことだ。カポネ夫人メエは夫の収監中のサポートや出所後の介護の中心であり、知的機能は保たれていたようだ。

若いころのカポネは精力的でホラ吹きで誇大妄想的だったが、やがて無気力な認知症となり、最期は脳卒中で亡くなった。梅毒による進行性まひと血管炎の典型的な症例である。英国のヘンリー八世やロシアのイワン雷帝もそのような経過をたどった。かつては日本でも精神疾患や神経疾患患者にかなりの割合で梅毒性疾患が含まれていて、色街が繁盛していたある日本の漁師町では、進行性まひの患者のあまりの多さに、医者でもあった市長が「精神衛生都市」宣言をしたことがあったくらいだ。現在は、抗生物質を用いた駆梅療法により、患者は少なくなっている。

雪を戴くアルプスの裾野に広がる緑の草原、追いすがるドイツ兵から逃れようと必死にバイクを疾駆させ、一瞬のジャンプで国境の鉄条網を飛び越える。が、転倒し、越境寸前で捕まってしまう。

第二次大戦中、ドイツの捕虜収容所からの集団脱走を描いた映画『大脱走』の有名なシーンである。演じるスティーブ・マックィーンはハンサムではなく、戸惑っているような眼差しの翳りがある風貌でいて飄々とし、かつダイナミックなアクションが格好よかった。

5 スティーブ・マックィーンの最後の闘い

末期がん

現実のマックィーンは複雑な生い立ちで、幼少時にはシングルマザーの母方の大叔父の牧場で育てられ、少年時代に矯正施設に入ったこともあった。一七歳で海兵隊に入り、二〇歳で俳優をめざし、映画『荒野の七人』などでスターに這い上がってきた。

彼は抜群のバイク・ライディング・テクニックの持ち主で、『大脱走』では、マックィーン扮するヒルツを追跡するドイツのバイク兵役もマックィーンが演じた。つまり一人二役でバイク・チェースをしたのだ。有り余るギャラをつぎ込んだのはカー・コレクションで、一四〇台のバイクと四〇台のクラシック・カーを持っていた。

『タワーリング・インフェルノ』の大ヒットから五年後の一九七九年、四九歳の彼は趣味が空に向かい、小型飛行機の操縦を習いはじめた。一〇月には単独飛行も果たしたが、そのころから息切れを感じるようになった。咳は前年から出ていたが、医者嫌いの彼は胸の違和感が痛みに変わり、息切れが強くなるまで病院には行かなかった。

一二月、胸部レントゲン検査で異常が認められ、クリスマスの直前に異常部位の組織を採って検査(生検)する手術が行われた。結果は悪性度の高い腫瘍、中皮腫であった。

思うところがあったのだろう、翌年一月一六日には数年来のガールフレンド、バーバラと少人数で結婚式を挙げている。二五歳のモデルだ。腫瘍への放射線照射や化学療法が開始されたがまったく無効で、二月には全身への転移が明らかになった。このころにはマスコミにも嗅ぎつけられ、「英雄的に末期がんと闘うスティーブ・マックィーン」などという記事が紙面に躍った。

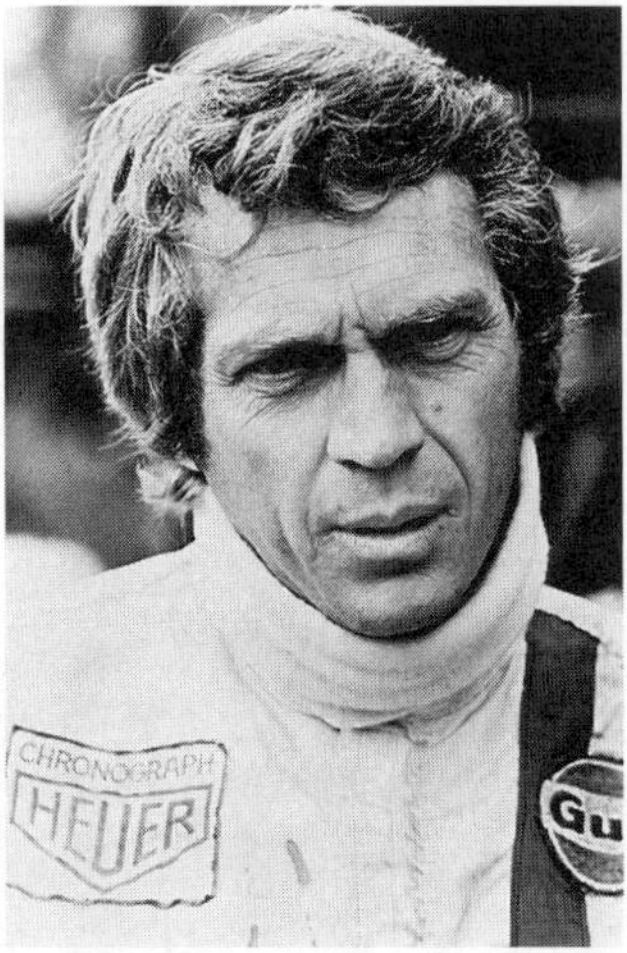

スティーブ・マックィーン
映画『栄光のル・マン』.（AFLO）

中皮腫

中皮腫は肺の外側を覆う胸膜から発生する腫瘍で悪性度が高く、彼の時代には有効な治療法はなかった。アスベスト（石綿）の細い繊維を吸い込むと、肺の奥の方でがんを発生させる。環境汚染が原因だ。

アスベストは鉱物性の繊維であり、毛糸や木綿と同じように織ることができるので、燃えない布として大昔から重宝されてきた。マルコ・ポーロの『東方見聞録』にも、中央アジアの鉱山で羊毛状の繊維が取り出されていて、火の中にいるというサラマンダーは動物ではなく実はアスベストの布だと書かれている。

アスベストには耐火性だけでなく、断熱性や防音性、電気の絶縁性もあり、便利な建材として建築や造船で広く使われた。しかし、携わる作業員に呼吸器障害が発生し、中皮腫との因果関係がはっきりしてきて規制が行われ、今では使われなくなっている。しかも、暴露されてから何十年もしてから発症する。

マックィーンとアスベストの接点は何だったのだろうか。彼はカー・アクションがある映画では、安全のために耐火服を着ていた。実生活でもレーシング・マシーンの運転が趣味で、『栄光のル・マン』の配役さながらの耐火性のレーシング・スーツ姿だった。これらでアスベストに曝されていたのであろう。しかし本人は、海兵隊時代に艦船の配管を掃除したときの大量吸引が一番の原因だと語っている。

メタボリック治療

一九八〇年八月、カリフォルニア州に接する国境の街、メキシコのティフアナの医療保養所にマックィーンが偽名で入院していると報道された。ティフアナにはアメリカ国内で認められない医療を求める人たちを相手にした施設がたくさんあり、医療が及ばない末期がんなどの患者が最後の手段を求めて集まってくる。一種のメッカだ。

彼が入所した保養所はケリー博士という人物が運営し、自然の治癒力を重視した「メタボリック治療」を行うのだという。マックィーンはマスコミを怖れていたが、ケリーが宣伝のためにメディアにリークしたようだ。記者を前にして「チャーチルがペニシリンの有効性を証明したように、ミスター・マックィーンがメタボリック治療の正しさの証となる」とぶちあげた。

マックィーンが受けた治療は、サウナやマッサージに、カイロプラクティック、コーヒーでの灌腸に、一〇〇種類ものビタミンやミネラルなどのサプリメント、羊や子牛の胎児エキス等々の服用で、メインはレートリルという物質であった。丸山ワクチン（皮膚結核の治療薬で、がんにも有効とする見解もある）も受けたようだ。彼は月に四万ドル（当時の為替レートで一〇〇〇万円）もの治療費を払っていた。

保養所の主、ケリーは、実は医師ではなく、自身が末期の膵臓がんだったがレートリルで治ったと騙って末期がん患者を集め、インチキ医療だとしてアメリカを追われた人物であった。レートリルはアミグダリンともいい、アンズの実から抽出され、食べると体内で分解されて青酸となる。がん組織にはレートリルの分解酵素があり、そこで青酸を作ってがん細胞を殺すという理屈だ。しかし、アメリカ食品医薬品局（FDA）の委託を受けた大学や研究所などの検討結果では、レートリルはがんに対する治療効果も延命効果もなく、逆に青酸中毒で健康を害していた。FDAはレートリル使用を禁止し、ケリーは歯列矯正医の免許を取り上げられ、ことあらば彼を検挙しようと捜査機関や国税局などが必死になっていた。

マックィーンには南国のゆったりとして居心地のよい保養所は、多少はよかったのだろう。しばらくすると食欲も増え、プールに入ったと、自称放射線医の若いメキシコ人医師がゴシップ週刊誌の記者に言っている。さらに、腫瘍も小さくなったとも付け加えた。しかし、この施設にはレントゲン設備などの医療機器はほとんどなかったのが実情だ。

闘病のヒーロー

一〇月三日、彼は久しぶりにメディアに登場して口を開いた。

「メキシコの大統領および皆様、ここで末期がんと闘っている私を助けてくれるメキシコとアメリカの先生たちの素晴らしい働きに感謝しています。メキシコは非特異的メタボリック治療でがんと戦う新しい治療法を世界に示しています。」

次にケリーが出た。「私たちは前医より患者を延命させています。ミスター・マックィーンが完全に治り、ふつうの生活に戻ると信じています。」

ヒーロー俳優の発言で、世界に衝撃が走った。がんの専門医はいんちき医療だと息巻いた。その一方、レートリルで健康を回復したとテレビ出演をする患者も出てきた。

だが、報道とは裏腹に、腹部に転移した腫瘤が大きくなり、圧迫の痛みでベッドで休むことも難儀になってきた。一〇月下旬、ロスアンジェルスに戻り、病院で手術不可能と言われた後、郊外の自宅でケリーの連れて来たメキシコの外科医の診察を受けた。

そして今度はテキサス州エル・パソと国境を隔てたファアレスの病院に偽名で入院し、一一月六日に肝臓と首の腫瘍の摘出術を受けた。肝臓の腫瘍は五ポンド(約二・三キログラム)もあったという。手術するには無謀すぎる巨大さだ。翌七日の早朝、彼の心臓は停止した。五〇歳だった。

代替医療

現代医学をもってしても治療不可能な病気や症状は少なくない。そのようなとき、特別な治療法や神秘的なものに頼りたい気持ちは、理解はできる。また、外科手術や化学療法の副作用を怖れて、代わりの治療法を求める人もいる。確かに、治療を受けているという実感だけで病気がよくなる「プラセーボ効果」も実在する。

だから、奇蹟を求める人が、公式の医療に組込まれていない〝代替医療〟に走るのを、あえて禁止しなくても良いという考え方もある。わが国でも、ある首相の施政方針演説で「統合医療の積極的な推進の検討」が表明されたが、あながち宇宙人的発想ではないのかもしれない。しかし、それはきちんと整理された透明な医療でないといけない。

筆者が医者になったばかりのころ、恩師の教授が不治の病気の診断をした。悄然と肩を落して帰って行く患者さんを見送りながら、「こういう病気には効かない薬を売りつける詐欺師が寄ってくる。インチキ医療に気をつけなければいけない」と呟いていた。

スティーブ・マックィーンが最後の日々を過ごしたティフアナには、年に七万人もがレートリル治療のために訪れていた。一九九四年に北米自由貿易協定（ＮＡＦＴＡ）が発効し、アメリカの医薬品規制がメキシコに適用されるようになると、多くの施設が閉鎖された。それでも、新たな治療を求める患者が国境を越えてやってくるという。

アミグダリンについては、近年、あらためて効果を検証したが、がんへの治療効果は無効ないしは有害だと、世界中の医療情報を吟味している国際組織、コクラン共同計画が報告している。

あとがき

二一世紀になっても、人類はつぎつぎと新手の感染症に襲われている。二〇〇九年には、メキシコのブタから発生した新型インフルエンザの恐怖が世界中に広がった。筆者が勤めている国立病院機構は、空港などの検疫業務を行った。また、医療従事者の防護と、緊急事態で作ったワクチンの安全性確認のため、二万二〇〇〇人もの医者や看護師へのワクチン接種を早々に行った。こうして幸い、大流行にはならなかった。

二〇一四年には西アフリカのエボラ出血熱の治療に当たっていた人たちが感染し、疫病がアメリカやヨーロッパにも及ぶのではないかと危ぶまれた。機会があったので、二〇人ほどの中堅看護師に、「エボラ熱の患者の看護を頼まれたら、どうしますか？」と聞いてみた。二つ返事ではなかったにしろ、予想とちがい七割もの人が看護すると言ってくれた。きちんと感染対策マニュアルを守って行えば大丈夫ですからと、自分たちの医療技術に自信を持っているのだ。

バーク＝ホワイトの脳外科手術手記を掲載した号の二週間前の、『ライフ』一九五九年六月八日号の表紙写真は、グレーの修道女服姿で微笑むオードリー・ヘップバーンであった。映画『尼僧物語』の特集号だ。

物語では、ヘップバーン扮するシスター・ルークが修道院で看護のトレーニングを受け、伝道活動のためアフリカのベルギー領コンゴ（現在のコンゴ民主共和国）で医療奉仕をする。ここはマラリアや黄熱病などの流行地で、今考えると、周囲のジャングルにはエイズやエボラ熱の病原体も潜んでいたかもしれない。本書の「アシモフの輸血」で触れたように、先進国で最初のエイズ患者は、同じようにコンゴでの伝道活動に従事していた女医さんであった。

過酷な地での激務で、やがてシスター・ルークも体調を崩してしまう。幸いというべきか、これらの病気ではなく、結核であった。本国に送還されて回復し、新たな道を切り開いていく。

中世ヨーロッパでは、修道院は病院でもあり、修道女たちは患者の看護にも当たっていた。パリのシテ島にある市立病院、オテル・ディユー（神の家）は七世紀にノートルダム寺院の養生所として造られたヨーロッパ最古の病院の一つである。黒死病（ペスト）がパリを襲ってきたとき、そこにはつぎつぎと患者が運び込まれ、一日に五〇〇人もが黒死病で死んだ。しかし、敬虔な修道女たちは恐れを知らず、愛情深く親切に患者を看病した。疫病が治まったときには、一〇一人いた尼僧のうち六二人もが亡くなっていたという。

オテル・ディユーの患者たちは、修道女たちのベールの向こうに、疫病に倒れることを怖れずに看護に尽くす聖なる思いを見ていた。現在の日本の病院ではすたれてしまったナースキャップも、元を正せば、修道女のベールから派生したものだ。前著『医学探偵の歴史事件簿』で紹介したように、かのナイチンゲールも、修道院で看護を学ぼうとしてカトリックへの改宗を志願したが、動機が信仰ではないとして断られたのであった。

アシモフの体内に潜んだＨＩＶが静かに活動し始め、イギリスではジョンクィルという牛が不穏になったのと同じころ、筆者は留学先のアメリカの大学のカンファレンスで、エイズ脳症やクロイツフェルト・ヤコブ病の患者さんを診察し、検査所見を検討していた。最後に主任教授が立ち上がり、このような難しい感染症の患者を診療している私の医療スタッフを誇りに思っていると言った。いくぶん、アメリカン・ヒロイズムの匂いがしないでもなかったが……。

探偵に成りすまして過去の事件に入り込み、歴史上の人物の人生を追体験する作業は、知的亢奮を呼び起こしてくれ、楽しかった。昨年に引き続き上梓することができた理由の一つは中日ドラゴンズのふがいなさで、ナイトゲームのテレビ観戦が少なくなったからだ。落合博満監督の後継者たちのお陰だが、謝辞を呈しようとは思わない。

『奈良の大仏』の鍍金の生き生きとしたイラストの使用を、穂積和夫氏に快くお許しいただいた。そして、前著同様に、岩波書店編集部の千葉克彦さんにたいへんお世話になった。

毎度のことながら、家人の陽子にこの本の草稿に最初に目を通してもらった。辛口批評の合間に、時折笑みを浮かべて好意的な講評をくれる。周の幽王は狼煙を上げたが、筆者はパソコンのキーを打つスピードが速くなる。親しむべきは傾国の美女のではなく、荊妻（失礼！）の笑顔にしかずと思っている。しかし、ちょっとばかりつまらない。

小長谷正明

二〇一四年一二月

第V部

1
Evans, R. W.: Migraine and the Presidency. Headache 51: 1431-1439, 2011
2
Woodruff, A. W. et al.: Darwin's health in relation to his voyage to South America. British Medical Journal 1: 745-750, 1965
N. バーロウ編『ダーウィン自伝』八杉龍一・江上生子訳，筑摩書房，1974
Finsterer, J., Hayman J.: Mitochondrial disorder caused Charles Darwin's cyclic vomiting syndrome. Intnatl. J. Gen. Med. 7: 59-74, 2014
3
Courtney, J. F.: The Celebrated Appendix of Edward VII. Medical Times 104: 176-181, 1976
4
L. バーグリーン『カポネ―人と時代(全二冊)』常盤新平訳，集英社，1997, 1999
Brewer-Smith, K.: Neurological correlates oh high-risk behavior; A case study of Alphonse Capone. J. Neuroscience Nursing 38: 442-446, 2006
5
Mackay, K.: Steve McQueen, Stricken with Cancer, Seeks a Cure at a Controversial Mexican Clinic. People, Oct. 20, 1980
Lerner, B. H.: McQueen's Legacy of Laetrile. New York Times, Nov. 15, 2005
Moss, R. W.: Patient Perspectives—Tijuana Cancer Clinics in the Post-NAFTA Era. Integrative Cancer Therapies 4: 65-86, 2005
A Candid Interview With Barbara Mcqueen 26 Years After Mesothelioma Claimed The Life Of Husband And Hollywood Icon, Steve McQueen. The Law Office of Worthington & Caron (Blog), 2006

2004

第IV部
1
Laulan, R.: Un Diagnostic Retrospecteif sur la Maladie Mortelle de Mlle de Fontanges. Presse Medicale, June 4, 1952
Warolin, C.: La vie fugitive de Mademoiselle de Fontanges, Mémoire Posthume de Maurice Bouvet. Revue d'histoire de la pharmacie 88: 263-267, 2000
2
中川良三「環境土壌中の残留水銀の形態および動態」地球環境, 13: 245-252, 2008
佐藤忠司「日本人が経験した水銀汚染の史的検討」新潟青陵大学大学院臨床心理研究, 3: 5-13, 2009
香取忠彦・穂積和夫(イラストレーション)『新装版 奈良の大仏—世界最大の鋳造仏』草思社, 2010
3
池内昭一・孫憲治『ラストエンペラー夫人婉容』毎日新聞社, 1990
愛新覚羅浩『流転の王妃の昭和史』新潮文庫, 1992
賈英華『最後の宦官秘聞—ラストエンペラー溥儀に仕えて』林芳・NHK出版監訳, 日本放送出版協会, 2002
4
スモンの会全国連絡協議会編『薬害スモン全史 第一巻 被害実態篇』労働旬報社, 1981
祖父江逸郎・田村善蔵編「スモン研究の経緯とその解析」厚生省特定疾患スモン調査研究班, 昭和59年度研究業績別冊, 1985
安藤一也編「スモン研究の回顧—1992年8月座談会の記録」厚生省特定疾患スモン調査研究班, 平成4年度研究報告書補遺, 1993
小長谷正明「スモン—キノホルム薬害と現状」Brain and Nerve 67(1), 2015

宇治谷孟『日本書紀 全現代語訳(上)(下)』講談社学術文庫, 1988
宇治谷孟『続日本紀 全現代語訳(上)』講談社学術文庫, 1992

2

W. H. マクニール『疫病と世界史』佐々木昭夫訳, 新潮社, 1985
杉山正明『モンゴル帝国の興亡(上)(下)』講談社現代新書, 1996
Aikimbaev, A. M. et al.: Use of a test of marmot sensitivity to plague for epidemiological supervision. International Marmot Network, 95-96, 1996
Raoult, D. et al.: Molecular identification by "suicide PCR" of *Yersinia pestis* as the agent of Medieval Black Death. Proc. Natl. Acad. Sci. USA 97: 12800-12803, 2000
J. ケリー『黒死病—ペストの中世史』野中邦子訳, 中央公論新社, 2008

3

Brossollet, J. et al.: Pourquoi la peste? Gallimard, 1994
A. マルロー編『ナポレオン自伝』小宮正弘訳, 朝日新聞社, 2004
N. バーリー『ナポレオンのエジプト』竹内和世訳, 白揚社, 2011

4

M. D. グルメク『エイズの歴史』中島ひかる・中山健夫訳, 藤原書店, 1993
Asimov, Janet Jeppson ed.: It's Been a Good Life. Prometheus Books, 2002

5

Gajdusek, D. C. et al.: Experimental transmission of a kuru-like syndrome to chimpanzees. Nature 209: 794-796, 1966
Gajdusek, D. C.「感染性アミロイド」『生命体システムの破綻』講談社サイエンティフィク, 1997
Kelleher, C. A.: Brain Trust; The Hidden Connection Between Mad Cow and Misdiagnosed Alzheimer's Disease. Paraview,

太田元次『太田元次軍医の汪兆銘看護日誌抄』大洋堂，1988
日比野進「名古屋と汪兆銘」現代医学，45: 369-372, 1997
芳賀圭五「汪精衛氏の病気について」名古屋大学医学部第一内科講座史，2004, p. 204
4
Lord Moran: Churchill, Taken from the diaries of Lord Moran. Houghton Mifflin Co., 1966
L'Etang H.: The Pathology of Leadership. William Heinemann Medical Books, 1969
W. S. チャーチル『第二次世界大戦(1)』佐藤亮一訳，河出書房新社，1975
Ljunggren B.: The sleepy sea lord who was Churchill's friend. Surgical Neurology 16: 307-319, 1982
5
B. エリツィン『告白』小笠原豊樹訳，草思社，1990
J. M. ポスト・R. S. ロビンズ『指導者が倒れたとき』佐藤佐智子訳，法政大学出版局，1996
M. サッチャー『サッチャー回顧録(上)(下)』石塚雅彦訳，日本経済新聞社，1996
Owen D.: Diseased, demented, depressed; serious illness in Heads of State. Q. J. Med. 96: 325-336, 2003
6
Warsaw Pact Warms to Nato Plan. New York Times, July 9, 1989
Honecker Deteriorating. Deseret News, Sept. 11, 1989
Honecker Returns to Work After Surgery. Los Angeles Times, Sept. 26, 1989
R. アンデルト・W. ヘルツベルク『転落者の告白—東独議長ホーネッカー』佐々木秀訳，時事通信社，1991

第 III 部
1
富士川游『日本疫病史』東洋文庫，平凡社，1969

V. ゴールドバーグ『美しき「ライフ」の伝説』佐復秀樹訳，平凡社，1991

6

Donnelly, M.: Falcon's Cry. Praeger, 1998

Haley, R. W.: Excessive incidence of ALS in young Gulf War veterans. Neurology 61: 750–756, 2003

Weisskopf, M. G. et al.: Prospective study of military service and mortality from ALS. Neurology 64: 32–37, 2005

Chiò, A. et al.: Severely increased risk of amyotrophic lateral sclerosis among Italian professional football players. Brain 128 (Pt 3): 472–476, 2005

第 II 部

1

MacLennan, H.: A gynaecologist looks at the Tudors. Med. Hist. 11: 66–74, 1967

Medvei, V. C.: The illness and death of Mary Tudor. J. Roy. Soc. Med. 80: 766–770, 1987

Keynes, M.: The aching head and increasing blindness of Queen Mary 1. J. Med. Biograph. 8: 102–109, 2000

2

Dars, J.-F., Papillault, A.: Le roman de la momie ou les aventures du Coeur de Louis XIV. Société libanaise d'histire de la médicine 3: 54–57, 1994

Lengelé, B.: Chronique historique; Chronique imaginaire de la santé du Roi Louis XIV et des malades de son siècle. Bull. Acad. Méd. 190 (2): 499–509, 2006

Perez, S.: Du bon usage des perruques; le cas Louis XIV. Annales de dermatologie et vénéréologie 140: 138–142, 2013

3

黒川利雄「汪精衛を想う」学士会会報，719, 1973

黒川雄二「『汪兆銘』に関する黒川利雄の記録について」学士会会報，719, 1973

参考文献

第I部

1

Lyons, A. S. et al.: Medicine—An Illustrated History. Abrams, 1978

「ルカによる福音書」『新約聖書II ルカ文書』佐藤研・荒井献訳，岩波書店，1995

2

C. シファキス「真面目なスー」『詐欺とペテンの大百科』鶴田文訳，青土社，2001

3

大阪府『摂津阿武山古墓調査報告書』1936年3月

『蘇った古代の木乃伊—藤原鎌足』小学館，1987

Wang, C. et al.: Present Y chromosomes reveal the ancestry of Emperor CAO Cao of 1800 years ago. J. Hum. Genet. 57: 216-218, 2012

4

Mertens, H.-G.: Zur Klinik des Lathyrismus. Nervenarzt 18: 493-499, 1947

Spencer, P. S. et al.: Cycad use and motor neuron disease in Kii peninsula of Japan. Lancet II: 1462-1463, 1987

Handbook of Clinical Neurology vol. 65, Intoxication of the nervous system, Part 2. Elzevier, 1995

Carmelly, F.: Shattered! 50 years of silence—History and Voices of the Tragedy in Romania and Transnistria. Associated Pub Group, 1997

小長谷陽子ほか「グアム島密林に28年間孤独生活を送り，20年後にパーキンソニズムを呈した一剖検例」脳と神経，52: 167-171, 2000

5

Burke-White, M.: Famous lady's indomitable fight. Life, June 22 1959, p. 101

小長谷正明

1949年千葉県に生まれる
1975年名古屋大学医学部卒業
1979年名古屋大学大学院医学専攻科博士課程修了
専攻―神経内科学
現在―独立行政法人国立病院機構鈴鹿病院長
医学博士，神経内科専門医，認知症学会専門医，内科学会認定医，名古屋大学医学部併任講師，藤田保健衛生大学客員教授，愛知医科大学客員教授
著書―『医学探偵の歴史事件簿』『神経内科』『脳と神経内科』(岩波新書)
『脳のはたらきがわかる本』(岩波ジュニア新書)
『ヒトラーの震え 毛沢東の摺り足』『ローマ教皇検死録』(中公新書)

医学探偵の歴史事件簿 ファイル2
岩波新書(新赤版)1529

2015年1月20日 第1刷発行

著 者 小長谷正明（こながや まさあき）

発行者 岡本 厚

発行所 株式会社 岩波書店
〒101-8002 東京都千代田区一ツ橋 2-5-5
案内 03-5210-4000 販売部 03-5210-4111
http://www.iwanami.co.jp/

新書編集部 03-5210-4054
http://www.iwanamishinsho.com/

印刷・三陽社 カバー・半七印刷 製本・中永製本

ISBN 978-4-00-431529-2 Printed in Japan

岩波新書新赤版一〇〇〇点に際して

ひとつの時代が終わったと言われて久しい。だが、その先にいかなる時代を展望するのか、私たちはその輪郭すら描きえていない。二〇世紀から持ち越した課題の多くは、未だ解決の緒を見つけることのできないままであり、二一世紀が新たに招きよせた問題も少なくない。グローバル資本主義の浸透、憎悪の連鎖、暴力の応酬——世界は混沌として深い不安の只中にある。

現代社会においては変化が常態となり、速さと新しさに絶対的な価値が与えられた。消費社会の深化と情報技術の革命は、種々の境界を無くし、人々の生活やコミュニケーションの様式を根底から変容させてきた。ライフスタイルは多様化し、一面では個人の生き方をそれぞれが選びとる時代が始まっている。同時に、新たな格差が生まれ、様々な次元での亀裂や分断が深まっている。社会や歴史に対する意識が揺らぎ、普遍的な理念に対する根本的な懐疑や、現実を変えることへの無力感がひそかに根を張りつつある。そして生きることに誰もが困難を覚える時代が到来している。

しかし、日常生活のそれぞれの場で、自由と民主主義を獲得し実践することを通じて、私たち自身がそうした閉塞を乗り超え、希望の時代の幕開けを告げてゆくことは不可能ではあるまい。そのために、いま求められていること——それは、個と個の間で開かれた対話を積み重ねながら、人間らしく生きることの条件について一人ひとりが粘り強く思考することではないか。その営みの糧となるものが、教養に外ならないと私たちは考える。歴史とは何か、よく生きるとはいかなることか、世界そして人間はどこへ向かうべきなのか——こうした根源的な問いとの格闘が、文化と知の厚みを作り出し、個人と社会を支える基盤としての教養となった。まさにそのような教養への道案内こそ、岩波新書が創刊以来、追求してきたことである。

岩波新書は、日中戦争下の一九三八年一一月に赤版として創刊された。創刊の辞は、道義の精神に則らない日本の行動を憂慮し、批判的精神と良心的行動の欠如を戒めつつ、現代人の現代的教養を刊行の目的とする、と謳っている。以後、青版、黄版、新赤版と装いを改めながら、合計二五〇〇点余りを世に問うてきた。そして、いままた新赤版が一〇〇〇点を迎えたのを機に、人間の理性と良心への信頼を再確認し、それに裏打ちされた文化を培っていく決意を込めて、新しい装丁のもとに再出発したいと思う。一冊一冊から吹き出す新風が一人でも多くの読者の許に届くこと、そして希望ある時代への想像力を豊かにかき立てることを切に願う。

（二〇〇六年四月）